Tiergestützt arbeiten – Demenz erfahren – Schülerprojekt mal anders

Lernen Sie ein neues Projekt in der tiergestützten Arbeit zu planen und umzusetzen, veranschaulicht am Beispiel des KiDeTi-Projekts

Tiergestützt arbeiten – Demenz erfahren – Schülerprojekt mal anders

Lernen Sie ein neues Projekt in der tiergestützten Arbeit zu planen und umzusetzen, veranschaulicht am Beispiel des KiDeTi-Projekts

Bärbel Hommel

Dogs&Jobs

Tiergestützt arbeiten – Demenz erfahren – Schülerprojekt mal anders

www.dogsandjobs.de, www.dogsandjobsverlag.de

Bibliografische Information der Deutschen Nationalbibliothek: Die Deutsche Nationalbibliothek verzeichnet diese Publikation in der Deutschen
Nationalbibliografie; detaillierte bibliografische Dateien sind im Internet über http://dnb.dnb.de abrufbar.
Buch- und Coverdesign: Yes!Design
Fotos Copyright KiDeTi e. V.
ISBN: 978-3-944473-72-7
Erste Auflage: Oktober 2018

Dieses Buch widme ich meinen Großeltern
Olga und Richard Antkowiak.

10% der Einnahmen von jedem Buch werden an KiDeTi e.V. gespendet.

INHALT

1

Eine Idee wird geboren

Sie sind bereits längere Zeit mit Ihrem Tier im Bereich der tiergestützten Interventionen tätig, und Sie möchten gerne Ihr Tätigkeitsfeld ausdehnen bzw. etwas ganz Neues auf diesem Gebiet etablieren? Aber Sie haben Zweifel, ob das neue Projekt auch wirklich von Ihrem Umfeld angenommen wird und ob Sie es wirklich schaffen können, ein neues Projekt umzusetzen? Aus eigener Erfahrung kann ich Ihnen nur empfehlen: Hören Sie auf Ihr Herz!

Überlegen Sie sich genau, was Sie mit Ihrer Idee erreichen möchten und wie man es umsetzen kann. Dabei muss nicht gleich am Anfang alles bis ins Detail geplant werden. Wichtig ist, dass Sie wissen, ob Sie es wirklich wollen und was Ihr Ziel ist.

Diese Selbsteinschätzung hilft Ihnen, Ihre

Idee umzusetzen. Lassen Sie sich nicht von Pessimisten entmutigen, aber hören Sie auf den Rat von kompetenten Kollegen und Freunden.

Suchen Sie sich Mitstreiter, die von Ihrer Idee mindestens genauso begeistert sind wie Sie – und dann kann es losgehen!

„Was immer Du tun kannst oder wovon Du träumst – fange es an. In der Kühnheit liegt Genie, Macht und Magie.“ (Johann Wolfgang von Goethe)

Beispiel: das KiDeTi-Projekt

Eine Idee wurde geboren.

Ich habe über 30 Jahre bei der Bundeswehr als Krankenschwester gearbeitet, aber schon während der Ausbildung ist der Wunsch entstanden, irgendwann einmal mit Senioren zusammenzuarbeiten.

Meine Eltern, welche auch sehr tierlieb sind, erfüllten meinen Wunsch nach einem eigenen Hund, als ich 14 Jahre alt war. Und so wurde Blacky mein erster eigener Hund. Bis auf die Zeit meiner Ausbildung hatte ich mein ganzes Leben einen treuen Freund an meiner Seite. Das hat sich bis heute nicht geändert, außer dass aus einem Vierbeiner in unserem Haushalt inzwischen fünf geworden sind.

Schon damals träumte ich davon, wie wahrscheinlich jedes junge Mädchen, einmal mit Tieren zu arbeiten. Es hat dann aber wirklich mehr als 30 Jahre gedauert, bis ich meinen Traum wahr werden lassen konnte.

Unsere Gesellschaft kümmert sich, im Vergleich zu anderen Ländern, verhältnismäßig gut um ihre Senioren, und deswegen gibt es immer wieder neue wissenschaftliche Ansätze in der Therapie in der Geriatrie bzw. in der Gerontopsychiatrie. Einer davon ist die tiergestützte Therapie bei Demenzkranken.

Als ich vor ca. 13 Jahren begann, mit meinem Hund ehrenamtlich über „Tiere helfen Menschen e. V.“ in einem Alters- und Pflegeheim in Frankfurt am Main zu arbeiten, wusste ich noch nichts von der therapeutischen Wirkung der Tiere auf den Menschen. Es war für mich sehr beeindruckend zu sehen, wie Senioren, die vorher lethargisch am Tisch im Aufenthaltsraum saßen und ausdruckslos vor sich hin schauten, beim Kontakt mit dem Hund aufmerksam, gesprächig und mobil wurden. Und diese Eindrücke wiederholten sich bei jedem Besuch mit dem Hund. Jeder Besuch von uns in der Einrichtung wurde etwas ganz Besonderes. Und das nicht nur für die Senioren, sondern auch für mich. Immer öfter hörte ich von dem Pflegepersonal, dass zu bestimmten Anlässen Kindergruppen in die Einrichtung kamen und vor den Senioren etwas aufführten. Die Bewohner fieberten solchen Ereignissen förmlich entgegen und es fehlte kaum jemand von ihnen bei diesen Anlässen. Waren meine

Enkelkinder zu Besuch bei uns, nahm ich sie dann auch mit zu meinen Einsätzen in die Einrichtung. Auch hier konnte ich beobachten, wie offen, ehrlich und unvoreingenommen die Kinder den Senioren begegneten. Und die Senioren freuten sich sehr über den Kontakt zu den Kindern. Sie berichteten zum Beispiel stolz von ihren Erfahrungen beim Basteln und die Kinder lauschten aufmerksam ihren Berichten.

Bei einem unserer Besuche traf ich auf eine junge Frau und kam mit ihr ins Gespräch. Sie war Schülerin der 11. Klasse und besuchte ehrenamtlich Bewohner der Einrichtung, um mit ihnen spazieren zu gehen und mit ihnen zu reden. Dieses Gespräch hat mich sehr beeindruckt, denn es ist nicht selbstverständlich, dass so junge Menschen sich freiwillig mit fremden, älteren und eingeschränkten Menschen „einfach so" treffen. Und als mich dann ein paar Jahre später die Demenzklinik in der Nähe von Berlin, in der ich mit meinen Hunden tiergestützt arbeitete, ansprach, ob wir einen kleinen Tiergarten für die Bewohner und Kinder errichten wollen, wurde es zwar kein Tiergarten, aber die Idee zum Projekt KiDeTi wurde geboren.

Ich hatte das große Glück, mit der Demenzklinik des Katharinenhofes „Am Dorfanger" in Fredersdorf eine Einrichtung an der Seite zu haben, welche ebenso wie ich von dem Erfolg der tiergestützten Therapie bei demenzkranken Senioren überzeugt war. Der Einrichtungsleiter, die Pflegedienstleitung, der Sozialdienst und die Ergotherapeutin waren mit mir gemeinsam begeistert von der Idee dieses Projekts. Das waren schonmal die besten Voraussetzungen für KiDeTi.

Jetzt fehlte aber noch eine Schule. Die wurde dann letztendlich auch schnell gefunden: die Grundschule in Neuenhagen „Am Schwanenteich", in der ich regelmäßig die Kinder in Gefahrenprävention unterrichtete. Die Schule war sehr interessiert an der Arbeit zwischen Kindern und den Hunden. Als ich ihnen dann von dem Projekt berichtete, waren sie sofort begeistert und gleich mit an Bord. Mein Ziel war es, in einem Projekt Schulkinder der 5.-6. Klasse mit Senioren zusammenzubringen. Gleichzeitig sollten die Kinder bei den betroffenen Senioren die Diagnose Demenz kennen- und verstehen lernen. Ich wünschte mir, dass die Kinder hautnah und realistisch demenzkranke Senioren in ihrem

Heimalltag erleben dürfen und dass die Kinder sehen, welche Persönlichkeiten hinter der Demenz stecken – dass sie mit den Senioren engen Kontakt aufbauen und sich vielleicht auch Patenschaften entwickeln können. Und auf jeden Fall wollte ich meine Therapiebegleithunde in dieses Projekt miteinbeziehen. Welche Möglichkeiten wir in unserem Projekt noch finden sollten, um es für die Kinder und die Senioren zu etwas Einzigartigem werden zu lassen, war mir zu diesem Zeitpunkt noch gar nicht bewusst. Das zeigte sich erst im Laufe des Projekts – und das ziemlich schnell. Die Arbeit mit den Kindern und den Senioren, gemeinsam mit den Therapiebegleithunden, war sehr inspirierend.

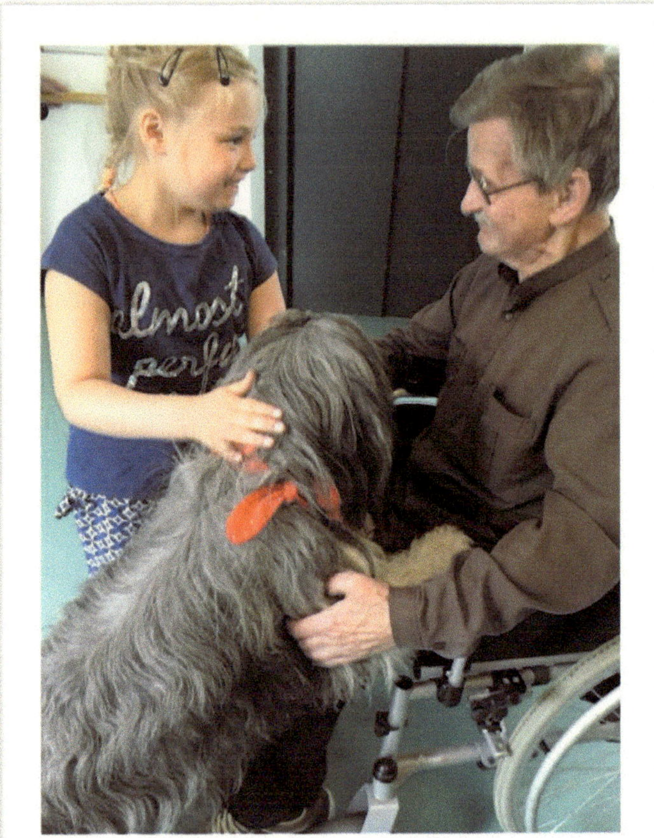

2

Pilotprojekt

Um eine Idee in die Tat umzusetzen, sollten Sie sich im Vorhinein überlegen, was Sie erreichen möchten. Soll es ein einmaliges Projekt werden, das zeitlich und örtlich begrenzt ist? Oder planen Sie, etwas für die Zukunft zu schaffen, von dem auch andere Kollegen in ihrer gemeinsamen Arbeit im Bereich der tiergestützten Interventionen profitieren können? Diese Entscheidung sollten Sie sich genau überlegen, denn als nächster Schritt folgt die Umsetzung Ihrer Idee in die Praxis. Ein Projekt führt man durch und fertig.

Wenn Sie aber etwas Größeres, Langfristiges planen, sollten Sie zu Beginn eine Übungsphase in der Praxis durchführen, ein sogenanntes Pilotprojekt.

In diesem Pilotprojekt lassen Sie Ihre Ideen und die der teilnehmenden Kollegen einfließen – mit ausreichend geplanter Zeit können Sie die „Ecken und Kanten“ Ihrer Idee ausfeilen und Ihr „Projekt der Zukunft“ konkretisieren.

Um ein Pilotprojekt erfolgreich durchführen zu können, sollten Sie sich vorher überlegen, auf welche Aspekte Sie in dem Projekt besonderen Wert legen, und wie der organisatorische Ablauf aussehen könnte. Um dann letztendlich einen reibungslosen Ablauf durchführen zu können, empfehle ich, sich mit allen beteiligten Gruppen vorher an einen Tisch zu setzen, um Details absprechen zu können. Dazu gehört die Planung von Projektdetails, wie z. B. die Bereitstellung von Arbeitsmaterialien und die Klärung des zeitlichen Rahmens des Projekts. Ich würde immer ausreichend Zeit einplanen, damit man später nicht gezwungen wird, auf wichtige Aspekte zu verzichten.

Danach empfehle ich eine Evaluierung des Pilotprojektes. Dazu kann man beispielsweise eine anonymisierte Befragung aller teilnehmenden Gruppen des Projektes durchführen. Die Auswertung der Fragebögen zeigt uns dann genau, an welchen

„Schrauben“ wir im nächsten Projekt noch drehen müssen, um es zu einem großartigen Erfolg werden zu lassen. Für das kommende Projekt, also das Projekt nach dem Pilotprojekt, würde ich schon eine Konzeption empfehlen. Das macht es den teilnehmenden Partnern leichter, Ihre Idee zu verstehen, um dann die Entscheidung für die Umsetzung zu treffen.

Beispiel: Pilotprojekt in Brandenburg

Pilotprojekt mit der Demenzklinik Katharinenhof „Am Dorfanger“ in Fredersdorf und der 5. Klassenstufe der “Schwanenteich Grundschule” in Neuenhagen bei Berlin (2016).

Die Demenzklinik, in der ich damals mit meinem Hund arbeitete, sprach mich eines Tages an, ob ich sie nicht bei einem Tierprojekt unterstützen könnte. Sie planten einen Heimtiergarten für die Bewohner zu errichten.

Bei unserem ersten Meeting dazu war uns dann aber schnell klar, dass wir da auf eine Menge Schwierigkeiten stoßen würden. Wir, das waren die Heimleitung, die Pflegedienstleitung, die leitende Ergotherapeutin und ich, begruben diesen Plan dann ganz schnell wieder – nicht jedoch die Idee, dass wir für die Bewohner „etwas mit Tieren“ machen wollten, und wenn möglich auch noch zusätzlich Kinder miteinbeziehen wollten.

Ich sehe uns noch heute gemeinsam am Tisch sitzen:

Unsere Köpfe qualmten, weil die Ideen nur so aus uns allen heraussprudelten. Mich hat dieses Engagement der Mitarbeiter für ihre Bewohner sehr begeistert, denn das ist nicht selbstverständlich. Irgendwann wurde der Name „Kinder/Demenz/ Tiere" geboren. In unserem Projekt sollten diese drei Bereiche enthalten sein. Darin waren wir uns einig.

Den Mitarbeitern der Einrichtung war bewusst, wie wichtig der Kontakt zu Kindern für ihre Bewohner war. Die Tiere, in unserem Fall der Hund, sollten dabei die „Eisbrecher-Funktion" oder auch „Türöffner-Funktion", übernehmen, damit es beiden Generationen leichter fällt, in Kontakt zu kommen.

Jetzt galt es, die Altersgruppe der Kinder für unser Projekt festzulegen. Jüngere Kinder würden noch nicht die soziale und kognitive Reife für dieses Konzept besitzen, und ältere Kinder sollten bereits über ein gutes Maß an sozialer Kompetenz verfügen. Deswegen einigten wir uns, dass die Kinder zwischen 10-15 Jahre alt sein sollten. Jetzt galt es also eine Schule zu finden. Wenn möglich in der Nähe, damit es keine größeren Schwierigkeiten mit dem Besuch der Kinder in der Demenzklinik geben würde. Durch meine regelmäßigen Einsätze in der Grundschule „Am Schwanenteich" in Neuenhagen bei Berlin hatte ich bereits Kontakt zu den Lehrkräften der Schule. Ich berichtete ihnen von unserer Idee. Die Schulleitung war von Anfang an von dem Projekt begeistert. Es wurde dann der erste Termin anberaumt, an dem sich Heimleitung, Schulleitung und ich an einen Tisch setzten, um gemeinsam zu beraten, ob und wie das Projekt umsetzbar wäre. Das Heim wie auch die Schule waren sehr kooperativ und offen in den Gesprächen. Sie waren begeistert von der Idee, die Generationen zu verbinden. Jeder Teilnehmer brachte seine Ideen ein. Als es z. B. um die Frage ging, wie die Kinder bei schlechtem Wetter von der Schule in die Einrichtung kämen, bot sich spontan die Demenzklinik an, die Kinder mit ihrem Einrichtungsbus zu fahren. Und so war schnell klar, dass wir das erste Pilotprojekt namens KiDeTi starten lassen konnten. Die Schule baute unser Projekt als ein Thema des „Neigungsunterrichts" in den 5. Klassen ein. Hier konnten die Schüler selber entscheiden, ob sie neben anderen Themen auch an KiDeTi interessiert waren und teilnehmen wollten. Das Projekt sollte im zweiten Halbjahr der sechsten Klasse laufen.

An der Schule gab es zwei fünfte Klassen. Bevor das zweite Halbjahr begann, informierte die

Schulleitung die Eltern und fragte nach dem Interesse und nach Bedenken, dieses Projekt durchzuführen. Natürlich musste auch abgeklärt werden, ob Kinder ggf. wegen gesundheitlichen Beeinträchtigungen nicht an dem Projekt teilnehmen konnten. Ebenfalls war eine genaue Aufklärung der Eltern zu diesem Projekt notwendig. Aber es gab keinerlei Bedenken von Seiten der Eltern, KiDeTi durchzuführen. Im Gegenteil – die Eltern waren begeistert.

Wir hatten uns einige für uns wichtige Themen für das Projekt überlegt. Wie die einzelnen Stunden dann im Detail gestaltet wurden, sollte von den Schülern abhängig gemacht werden. Jedes Thema sollte so viel Zeit bekommen wie nötig. Auf keinen Fall sollte hier aus Zeitgründen „etwas im Raum stehen bleiben“. Deswegen legten wir unser Hauptaugenmerk auf sechs wichtige Bereiche fest.

1. Film und Theorie zum Thema Demenz
2. Gefahrenprävention mit dem Hund
3. Anatomie, Kynologie und Ethologie des Hundes
4. Therapiemöglichkeiten bei Demenz, im

Speziellen die tiergestützte Therapie

5. Teilnahme an einem tiergestützten Setting mit Demenzpatienten

6. ein gemeinsames Projekt mit Kindern und Demenzpatienten

Optional planten wir noch Berufsbilder vorzustellen, welche zum Thema passten, z. B. Tierarzt, Hundetrainer, Pflegeberufe usw.

Beginnen sollte unser Projekt also mit dem Film „Honig im Kopf". In diesem Film wird auf eindrucksvolle und manchmal auch humorvolle Weise die Alzheimer-Erkrankung des Großvaters in der Familie dargestellt. Besonders die Rolle der Enkeltochter Tilda, die die Veränderungen ihres Großvaters liebevoll naiv begleitet, sein Verhalten nicht bewertet, sondern verstehen will, was mit ihm passiert, ist beispielhaft und nachvollziehbar dargestellt für Kinder in dem Alter. Anschließend machte es sich das Heim zur Aufgabe, mit den Kindern ausführlich und umfassend über den Film zu sprechen und intensiv über das Krankheitsbild Demenz, aber auch über eigene Erfahrungen in der Familie, zu reden.

Was bedeutet Demenz eigentlich? Wie zeigt sich Demenz? Kann man die Symptome steuern? Und darf man über die Senioren lachen, wenn sie verwirrt sind? Wir beschlossen, dass an diesem theoretischen Teil noch alle Sechstklässler teilnehmen sollten. Die Schüler hatten tatsächlich viele Fragen zu dem Thema, und diese wurden von den Mitarbeitern der Einrichtung kompetent und mit sehr viel Einfühlungsvermögen beantwortet. Zu diesem Zeitpunkt war ich mit dem Hund noch nicht dabei.

Mein Einsatz mit der Therapiebegleithündin Kimi begann danach. Als ich das erste Mal mit Kimi in die Schule kam, hatten die Lehrer die Gruppe der Kinder schon verkleinert. Schülern, die weniger Interesse an dem Thema hatten, wurden andere Themen angeboten. Es kristallisierte sich über die Zeit eine feste Gruppe von 25 Schülern heraus, die unser Projekt bis zum Ende mit einem erstaunlichen Interesse verfolgten. Das Thema unserer ersten Einheit mit Kindern und dem Hund war die Gefahrenprävention.

Unserer Ansicht nach ist es immens wichtig, den Kindern, bevor sie anfangen mit dem Hund zu arbeiten bzw. Umgang zu haben, anschaulich zu erklären, wie sie Beißvorfälle mit einem Hund verhindern können. Wie Hunde mit uns und untereinander kommunizieren, was Hunde mögen und was nicht, und dazu gehört dann natürlich auch die Anatomie und Ethologie. Je nachdem, wie viel Zeit man in einem Projekt hat, ist dieses Thema ausbaufähig.

Ich hatte genügend Zeit, um den Kindern einen artgerechten Umgang mit dem Hund zu vermitteln. Aber ich hätte auch noch mehr Stunden mit diesem Thema verbringen können. Denn es wurde hier in dieser Thematik schon der Ansatz zur tiergestützten Therapie eingebaut. Die Kinder sollten bereits erkennen, warum eine Beziehung zwischen Mensch und Hund so wertvoll sein kann. Am lebenden „Objekt Hund" lernten die Kinder in diesem Teil, wie ein Hund sich verhält, wenn er etwas nicht möchte oder wie man ihn z. B. füttert, wie es für ihn ist, wenn man ihn anstarrt oder was passiert, wenn ich meine Hand mit etwas Essbarem vor dem Hund verstecken will. Natürlich hat den Kindern die praktische Arbeit mit dem Hund sehr viel Spaß gemacht. Sehr wichtig war mir in diesem Teil des Projekts mit den Kindern, ihn nicht zu theoretisch, sondern sehr praktisch zu gestalten. Die

Kinder sollten über eigene Erfahrungen lernen. Als kleines Highlight bat ich eine befreundete Hundetrainerin, mit in die Schule zu kommen und sich dort den Kindern vorzustellen. Sie berichtete über verschiedene Hunderassen und ihre Besonderheiten, ihren eigenen beruflichen Werdegang, über gesetzliche Bestimmungen, wenn man mit seinem Hund unterwegs ist, und sie beantwortete den Kindern viele Fragen zu ihren eigenen Hunden. Hier war für uns erstaunlich zu erfahren, wie viele Kinder schon von einem Hund gebissen wurden, und es waren nicht nur fremde Hunde, sondern sehr häufig auch die eigenen.

Dann begann der nächste Teil des Projekts, in dem wir den Kindern die tiergestützte Therapie bei Demenzpatienten näherbringen wollten. Zu Beginn besprachen wir die Entwicklung des Hundes vom Welpen bis zum ausgebildeten Therapiebegleithund. Auch wie ein Hund lernt, war nochmal Thema in diesem Teil, bis wir dann dazu kamen, wie ein tiergestützter Einsatz aussieht und warum der Therapeut bei seiner Arbeit mit Demenzpatienten den Hund mitnimmt. Ich zeigte den Kindern, wie Kimi mit mir in der Klinik arbeitet. Zum Beispiel das

Würfeln: Ich erklärte den Kindern, was wir mit dieser unscheinbar aussehenden Übung bei den Senioren alles erreichen können. Danach durften mich die Kinder ins Heim begleiten und bei einem Setting zuschauen. Weil es so viele Kinder waren, haben wir die Gruppe in drei Gruppen aufgeteilt, damit es für die Bewohner nicht zu viel wurde und wir uns genügend Zeit für die Kinder nehmen konnten.

Hier begann eigentlich erst die wirklich heikle Phase des Projekts: die Generationen tatsächlich zusammenzuführen und zu begleiten. Deswegen wurde dieser Besuch von den Lehrern und von uns gründlich vorbereitet. Denn wir wollten 11- bzw. 12-jährige Kinder mit in eine Einrichtung nehmen, in der sie mit Patienten konfrontiert wurden, bei denen die Reaktionen nicht immer vorhersehbar waren. Wir sprachen also vor und nach dem Besuch mit den Kindern.

Wichtig war hier, dass Lehrer und auch ich bereits ein Vertrauensverhältnis zu den Schülern aufgebaut hatten. Wir wollten auf keinen Fall, dass Beobachtungen der Kinder, die sie in der Klinik machten, unausgesprochen blieben bzw. falsch von ihnen interpretiert wurden. Und es zeigte sich später tatsächlich, dass unsere Sorge nicht unbegründet war.

Die Mitarbeiter der Klinik und ich stellten für die Schüler eine Gruppe von vier Demenzpatienten zusammen, welche an einem Setting teilnahmen. In diesem Setting wollte ich den Kindern veranschaulichen, wie so ein tiergestützter Einsatz überhaupt aussieht und wie die Senioren auf den Hund reagieren.

Dieser Einsatz fand im Atrium der Einrichtung statt, wo sich die übrigen Bewohner ebenfalls aufhielten, uns beobachteten, sich unterhielten oder die Flure der Einrichtung auf und ab gingen. Es war also immer etwas Bewegung im Raum.

Bei einem Setting passierte es dann tatsächlich, dass sich etwas abseits von unserem Einsatz zwei Bewohner plötzlich fürchterlich zankten. Und sie waren nicht zimperlich mit ihren Ausdrücken. Außerdem waren sie kurz davor, sich auch körperlich anzugreifen. Die Pflegekräfte konnten die beiden Streithähne dann trennen, aber trotzdem waren unsere Schüler sehr stark beeindruckt von dieser Situation. Nachdem ich das Setting beendet hatte, setzten wir uns mit den Kindern in einen ruhigen Raum, so wie bei den anderen Gruppen vorher auch, und besprachen die Situation.

Natürlich brauchte es ein bisschen Zeit, bis wir den Kindern ihre Empfindungen „entlockt" hatten und sie darüber zu sprechen anfingen, wie sie die Situation empfunden hatten. Deswegen ist es so wichtig, dass man hier niemals unter Zeitdruck steht und die Kinder mit ihren Gedanken und evtl. auch mit ihren Sorgen nicht alleine lässt. Und sie hatten sich tatsächlich Sorgen gemacht um die Bewohner.

Außerdem ist es ganz wichtig, dass alle beteiligten Erwachsenen, egal ob Pflegekräfte oder auch Projektleiter, in der Lage sind zu erkennen, was in den Kindern vorgeht. Sie sollten den Kindern gegenüber Empathie zeigen und auch über ihre eigenen Gefühle bezüglich dieser Situation reden können. Später berichteten die Lehrer, dass sie im Unterricht nochmals mit den Kindern über diesen Einsatz sprachen und sie dabei bemerkten, wie wichtig den Kindern das dann auch war.

Außer der Teilnahme am tiergestützten Einsatz kamen die Kinder dann nochmal in das Heim, um mit den Bewohnern gemeinsam Hundekekse zu backen. Die Schüler interessierten sich sehr für die Bewohner und waren bestrebt, mit ihnen ins Gespräch zu kommen. Das war nicht immer einfach und wurde deswegen von den Pflegekräften begleitet. Es wurden Unmengen an Hundekeksen gebacken für die späteren Einsätze.

Schmunzeln mussten wir, als uns einige Mädchen später berichteten, dass ihnen schlecht geworden war bei dem Geruch der Leberwurst-Hundekekse.

Mit diesem Besuch in der Einrichtung wurde dann aber bereits der praktische Teil beendet. Um zu schauen, wie die Kinder dieser Altersgruppe mit den Kontakten zu den demenzerkrankten Senioren umgingen, hielten wir die Praxiseinheiten noch sehr kurz.

Nach den Praxiseinheiten traf ich mich nochmals mit allen Kindern, die am Projekt teilgenommen hatten, und wir besprachen einzelne Tätigkeiten des Hundes im Setting. Wieder wurde die Gruppe in zwei Teile getrennt, damit es für den Hund nicht zu viel wurde. Die Kinder konnten dann die Übungen selbst mit dem Hund durchführen und die Wirkung am eigenen Körper spüren. Interessant war hier zu sehen, wie die Kinder bemüht waren, das bereits Erlernte schon umzusetzen. Sie versuchten regelrecht, mit dem Hund zu arbeiten und probierten gegenseitig den Effekt der einzelnen Übungen aus. Und sie beobachteten den Hund genau in seiner Körpersprache. Hier gab es einige „Aha-Erlebnisse“ bei den Kindern, die das Verständnis für die tiergestützte Arbeit erleichterten.

Zum Ende des Projekts baten wir die Eltern und die Schüler, uns einen anonymen Fragebogen auszufüllen, um ihre Anregungen und Kritiken in unsere zukünftigen Projekte einfließen lassen zu können. Leider war die Praxiseinheit mit den Senioren zu kurz, um ein auswertbares Ergebnis in Hinblick auf die Wirksamkeit des Kontaktes zu den Schülern zu veröffentlichen. Das Pilotprojekt KiDeTi war trotzdem ein voller Erfolg. Die Senioren haben sich über den (wenn auch nur kurzen) Besuch der Kinder in der Einrichtung gefreut. Die Kinder haben viel gelernt über Senioren mit Demenz, über das Lebewesen Hund, die tiergestützte Therapie und vieles mehr. Und uns hat es viel Spaß gemacht, mit Kindern zu arbeiten, die ernsthaft an der Generation der Senioren interessiert waren.

Resümee: In unserem Pilotprojekt haben wir geschaut, wie man das Thema Demenz mit Kindern,

Senioren und Hunden gemeinsam ausgestalten kann. Mit jeder Stunde, die wir gemeinsam mit allen Beteiligten gestalteten und erlebten, kamen mehr Ideen für zukünftige Projekte hinzu. Schon bei unserem kommenden Projekt wurden diese Ideen umgesetzt. So sollen sich die zukünftigen Projektinhalte noch mehr an der individuellen Zusammensetzung der Gruppen orientieren. Bei älteren Kindern wird noch intensiver auf die Vorstellung der verschiedenen Berufsbilder des Projekts, die Kynologie und die Ethologie der Hunde eingegangen werden. Außerdem ist es geplant, die Kinder in eigener Regie bestimmte Aufgaben mit dem Hund planen und durchführen zu lassen, zum Beispiel die Einübung von neuen Tricks mit dem Hund, um hierbei das Lernverhalten des Hundes zu erfahren. Ebenso können die Schüler das Abschlussprojekt mit den Senioren eigenständig planen und durchführen. Bei jüngeren Kindern ist z. B. eine Förderung in bestimmten kognitiven Bereichen geplant, wie die Leseförderung oder auch die soziale Kompetenz, um in einer Gruppe effektiv arbeiten zu können.

Für die Senioren möchten wir erreichen, dass sie mit ihrer Diagnose Demenz als Persönlichkeiten wahrgenommen werden und dass sich vielleicht sogar Patenschaften mit den Kindern entwickeln und dass beide Generationen von ihrem Kontakt profitieren.

Und natürlich möchten wir auch für unsere Hunde etwas erreichen: dass sie als Lebewesen mit ihren eigenen Bedürfnissen respektiert und geachtet werden. Die Kinder, egal welchen Alters, sollen hierbei lernen, warum der Hund eine so enge Bindung zum Menschen sucht und ihn einfach nur bedingungslos lieben möchte. Eine besondere Erfahrung bei der Reihenfolge der Projektinhalte haben wir bereits gemacht, und dies wird ab sofort auch bei allen folgenden Projekten umgesetzt. In der Zukunft wird der Umgang mit dem Hund als Gefahrenprävention an den Start des Projekts gesetzt. Denn wir haben bei der Planung des kommenden Projekts, und auch bei dem Pilotprojekt, die Erfahrung gemacht, dass die Kinder den Hund gerne von Anfang an dabei haben möchten. Das funktioniert aber nur, wenn die Kinder die Stresszeichen des Hundes bereits „lesen" können und ihn demzufolge artgerecht behandeln können.

Erfahrungen der teilnehmenden Schule aus dem Pilotprojekt

<< Interview >>

Was für eine Schule sind Sie? Stellen Sie bitte Ihre Schule vor.

Frau Wenzel: Wir sind eine Grundschule. Hier lernen Schüler und Schülerinnen von der 1. bis zur 6. Klasse. Frau Lehmann ist die Leiterin der Grundschule. Frau Wenzel war die Klassenleiterin der 5. Klasse, die an dem Projekt teilgenommen hat. Diese Schüler besuchen inzwischen weiterführende Schulen.

Wie haben Sie von KiDeTi erfahren?

Frau Wenzel: Frau Hommel hat der Schulleiterin das Projekt vorgestellt. Die Präsentation des Projekts vor den Schülern durch den Leiter des Katharinenhofes Fredersdorf, gemeinsam mit einer Mitarbeiterin und Frau Hommel, erfolgte kurze Zeit später.

Was hat Sie an dem Projekt besonders interessiert, und warum wollten Sie es mit Ihren Schülern mitgestalten?

Frau Wenzel: Gemeinsam mit Frau Lehmann waren wir von Beginn an der Ansicht, dass wir dieses Projekt unterstützen wollen. Schon die Tatsache, dass es um Kinder und an Demenz erkrankte Menschen geht, war doch interessant. Hinzu kam die Einbeziehung von Kimi. Es war uns schnell klar, dass das Kinder anspricht und das Tier als „Eisbrecher" eine tolle Funktion übernehmen kann. Für mich als Klassenleiterin war auch das Erleben ausschlaggebend, als die Schüler den Film „Honig im Kopf" sahen und wie sie darauf reagierten. Fast jeder hatte einen Bezug zu Demenzkranken oder ähnlich gelagerten Krankheitsbildern. Auch hatten einige bereits Erfahrungen mit Angehörigen im Heim gemacht. Das war eine gute Grundlage, um hier in das Projekt einzusteigen.

Halten Sie die Altersgruppe bzw. Klassenstufe für sinnvoll in zukünftigen Projekten? Bitte begründen Sie das kurz.

Frau Wenzel: Ja. Die Altersgruppe der Klasse 5 ist dafür gut geeignet. Sie haben, wie oben beschrieben, bereits eigene Erfahrungen gemacht und können Dinge, denen sie im Projekt begegnen, auch verstehen bzw. gut hinterfragen.

Wie wurde das Projekt in Ihren Unterrichtsablauf integriert? Gab es da Schwierigkeiten?

Frau Wenzel: Der theoretische Teil wurde im Unterricht ausgewertet und nach den praktischen Tagen gab es ebenfalls immer ein Gespräch. Die direkte Einbeziehung in den laufenden Unterricht war nicht leicht, da das Projekt mitten im Schuljahr begann. Für mich war es positiv, dass ich die Thematik im Deutschunterricht aufgreifen konnte.

Wie haben die Eltern auf die Ankündigung des Projektes reagiert?

Frau Wenzel: Durchweg positiv. Das Projekt wurde auch während einer Elternversammlung besprochen, und alle Eltern stimmten diesem Projekt zu.

Wie haben die Schüler auf die Ankündigung des

Projekts reagiert?

Frau Wenzel: Sehr positiv. Freude – auch immer Vorfreude auf die nächste Stunde. Und später auch Vorfreude auf die praktischen Erfahrungen.

Es wurden ja nur bestimmte Schüler ausgewählt, die das Projekt bis zum Ende begleiteten. Nach welchen Kriterien haben Sie die Schüler hier ausgewählt? (z. B. fällt mir ein, dass alle Kinder den theoretischen Teil mitgemacht haben, aber dann ausgewählt wurde, wer wirklich ernsthaft an der Arbeit mit den Senioren interessiert war.)

Frau Wenzel: Nachdem alle Schüler den theoretischen Teil absolviert hatten, sprachen wir sehr offen mit allen darüber, was im praktischen Teil passieren wird. Danach sollten sich die Schüler auch mit ihren Eltern beraten und konnten selbst entscheiden, ob sie mit in das Seniorenheim fahren wollten. Eigentlich haben wir nicht ausgewählt, sondern die Kinder entscheiden lassen. Es waren nur wenige, die sich gegen den praktischen Teil entschieden haben. Deshalb bildeten wir zwei Gruppen, die dann im wöchentlichen Wechsel den praktischen

Teil absolvierten.

Finden Sie es wichtig, dass nur ausgebildete Therapiebegleithundeteams mit ausgebildeten Hunden dieses Projekt durchführen? Wenn ja, warum? Und welche Voraussetzungen sollten Ihrer Meinung nach Therapiebegleithundeteams für die Arbeit mit Kindern mitbringen?

Frau Wenzel: Ja. Das finden wir sehr wichtig. Die Hunde sollten schon an die Arbeit mit Menschen und an eine Kindergruppe gewöhnt sein. Die Menge der Kinder sowie die Lautstärke und Unruhe, die sich ergibt, muss der Hund aushalten können. Das geht doch nur, wenn Hund und Mensch dafür ausgebildet wurden. Die Voraussetzungen sehen wir zunächst in der Freude an der Arbeit mit Kindern, aber auch darin, die Sprache der Kinder zu verstehen und sie sensibel an das Thema Demenz heranzuführen.

Was war aus Ihrer Sicht für die teilnehmenden Schüler am wichtigsten? Und was haben die Schüler für ihre Zukunft aus dem Projekt „mitgenommen"? Fallen Ihnen evtl. Erlebnisse mit den Kindern ein, z. B. kleine Gegebenheiten oder Sprüche von den

Schülern?

Frau Wenzel: Natürlich war die Arbeit mit Kimi toll, und für die Schüler unvergesslich. Das, was sie in den Theorieeinheiten gelernt haben, hat die Schüler beeindruckt. Manche haben gemerkt, dass auch sie etwas zu sagen haben (gegenüber dem Hund), aber dass es darauf ankommt, wie man es sagt, wie die Stimme geführt werden muss, damit man ernstgenommen wird. Aber auch die Begegnungen der Schüler im Seniorenheim haben die Schüler beeindruckt. Es gab Vergleiche mit der Oma oder dem Opa, die auch manchmal so sind wie Frau oder Herr ...

Das Miteinander beim Backen war für die Schüler sehr prägend. Das zeigt auch die Aussage eines Schülers, der dann feststellte, dass er nicht gedacht hätte, dass ihn Frau ... versteht. Aber sie hat genau das gemacht, was ich gesagt und gezeigt habe.

Sind Sie der Meinung, dass KiDeTi-Projekte eine Zukunft im Unterrichtsalltag haben? Könnten Sie sich evtl. sogar KiDeTi als festen Bestandteil im Schulalltag vorstellen? Wo sehen Sie ggf.

Schwierigkeiten?

Frau Wenzel: Ja – denn das ist praktische Vorbereitung auf das Leben. Es sollte aber immer freiwillig sein und Schüler, die z. B. erst beim praktischen Teil merken, dass es doch nichts für sie ist, sollten die Möglichkeit haben, auszusteigen. Wir haben sehr gute Erfahrungen gemacht und können keine Schwierigkeiten benennen. Wichtig ist eine langfristige Planung und dass alle Beteiligten über die Inhalte informiert sind.

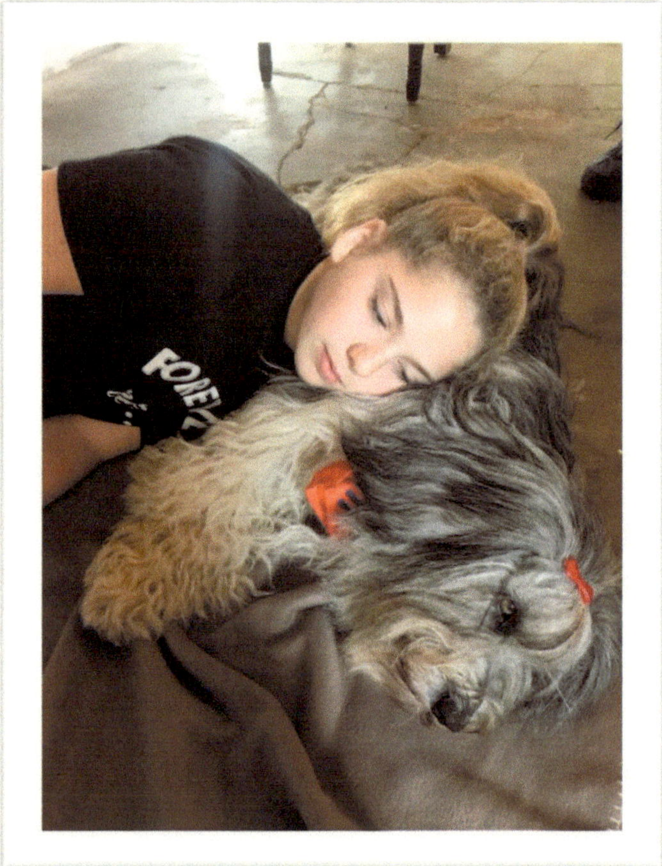

3

Herausarbeiten der Erkrankungen

Um den Teilnehmerkreis für Ihr Projekt festzulegen, sollten Sie sich genau überlegen, welcher Kreis vom Alter, von der Diagnose und von den Förderzielen für Ihr Projekt in Betracht kommen kann, und welche Ziele Sie mit Ihrer tiergestützten Intervention hier haben.

Eine willkürliche Auswahl der Teilnehmer kann für alle Beteiligten zum Desaster werden. Für die Festlegung des Teilnehmerkreises ist es notwendig, dass Sie ausreichende Kenntnisse über bestimmte Erkrankungen haben, mit denen Sie in Ihrem Projekt tiergestützt arbeiten möchten.

Vorteilhaft ist es, wenn alle Teilnehmer die gleiche Diagnose und den annähernd gleichen Schweregrad der Erkrankung haben, denn so sind die Förderziele annähernd gleich.

Ebenfalls gilt es bei der Anzahl der Teilnehmer darauf zu achten, nicht zu große Gruppen zusammenzustellen, damit Ihre Ziele gut umsetzbar bleiben. Denken Sie bitte daran, dass Sie in der Regel alleine mit der Gruppe arbeiten bzw. die Verantwortung für Aktivitäten mit der Gruppe haben. Zu große oder inhomogene Gruppen erschweren ein ruhiges und entspanntes Arbeiten miteinander und die Umsetzung Ihrer Förderziele. Hier hat sich eine gute Zusammenarbeit mit den betreuenden Fachkräften bewährt.

Beispiel: Welche Demenzformen eignen sich für das Projekt?

In KiDeTi ist die Zusammenarbeit der Generationen Kern des Projekts. Im Kontakt zu der jeweilig anderen Generation sollen unter anderem therapeutische und pädagogische Ziele umgesetzt werden. Kinder und Senioren lernen sich über einen bestimmten Zeitraum kennen und verstehen. Um das zu gewährleisten, arbeiten Pflegekräfte, Lehrer und Therapiehundeführer sehr eng zusammen, damit eine homogene Gruppe für das Projekt gefunden wird.

Bei den Senioren ist es ganz wichtig, darauf zu achten, von welcher Form und welchem Stadium der Demenz sie betroffen sind. Aber was ist eigentlich eine Demenz? Und immer wieder hört man den Begriff Alzheimer. Ist das dasselbe?

Demenz und Alzheimer sind nicht dasselbe: Unter Demenz versteht man ein Muster von Symptomen, das viele verschiedene Ursachen haben kann. Die Alzheimer-Krankheit ist die häufigste dieser Ursachen.

Das Hauptmerkmal der Demenz ist eine Verschlechterung von mehreren geistigen (kognitiven) Fähigkeiten im Vergleich zum früheren Zustand. Die Demenz ist keine reine Gedächtnisstörung. Zu den betroffenen Fähigkeiten zählen, neben dem Gedächtnis, Aufmerksamkeit, Sprache, Auffassungsgabe, Denkvermögen und Orientierungssinn (kognitive Leistungen).

Menschen mit Demenz haben zunehmende Schwierigkeiten, sich neue Informationen einzuprägen, die Konzentration auf einen Gedanken oder Gegenstand zu richten, sich sprachlich (in Wort und Schrift) auszudrücken, die Mitteilungen anderer zu verstehen, Situationen zu überblicken, Zusammenhänge zu erkennen, zu planen und zu organisieren, sich örtlich oder zeitlich zurechtzufinden und mit Gegenständen umzugehen. Die Fähigkeiten sind so weit eingeschränkt, dass gewohnte Alltagstätigkeiten nicht mehr wie zuvor ausgeübt werden können.

Meist kommen zu den kognitiven Einschränkungen Veränderungen der sozialen Verhaltensweisen, der Impulskontrolle, des Antriebs, der Stimmung oder des Wirklichkeitsbezugs hinzu. Manchmal stehen diese sogar ganz im Vordergrund. Gefühlszustände wie Depression, Angst oder Unruhe können die kognitiven Fähigkeiten zusätzlich herabsetzen.

Von einer reinen Gedächtnisstörung (Amnesie) unterscheidet sich die Demenz dadurch, dass neben dem Gedächtnis auch andere kognitive Fähigkeiten beeinträchtigt sind und zudem die Alltagstätigkeiten eingeschränkt sind. Im Gegensatz zu einem akuten Verwirrtheitszustand (Delir) ist bei einer Demenz die Bewusstseinslage (Wachheit, Reaktionsfähigkeit) nicht getrübt. Die Symptome einer Demenz können ein sehr unterschiedliches Muster aufweisen. Ihr Ausprägungsgrad reicht von geringen Veränderungen bis zum völligen Verlust der Selbstständigkeit.

Häufigste Demenzformen:[1]

- Alzheimer Demenz
- vaskuläre Demenz
- frontotemporale Demenz (Morbus Pick)
- Lewy-Körperchen-Demenz
- Parkinson Demenz

Stadien der Demenz:

- Stadien: leichtgradig, mittelschwer, schwer
    - selbstständige Lebensführung: geringgradig eingeschränkt, hochgradig eingeschränkt, nicht möglich
    - Unterstützungsbedarf: bei anspruchsvollen Tätigkeiten, bei einfachen Tätigkeiten und bei der Selbstversorgung, bei allen Tätigkeiten

Alzheimer Demenz

Kennzeichnend für die Erkrankung ist der langsam fortschreitende Untergang von Nervenzellen und

---

[1] vgl. Deutsche Alzheimer Gesellschaft e.V.- „Demenz - was ist das“ Ratgeber für Angehörige und Profis

Nervenzellkontakten. Im Gehirn von Alzheimerkranken sind typische Eiweißablagerungen (Amyloid-Plaques) festzustellen. Zum Krankheitsbild gehören Sprachstörungen, Gedächtnis- und Orientierungsstörungen, Störungen des Denk- und Urteilsvermögens sowie Veränderungen der Persönlichkeit. Diese Störungen sind bei den Betroffenen unterschiedlich stark ausgeprägt und nehmen im Verlauf der Erkrankung zu. Sie machen die Bewältigung des normalen Alltagslebens immer schwieriger. Die Patienten sind zunehmend auf Hilfe und Unterstützung angewiesen. Die jeweiligen Anforderungen an Betreuung, Pflege, Therapie und ärztliche Behandlung sind dabei sehr unterschiedlich. Denn Alzheimerkranke sind keine einheitliche Gruppe, sondern Individuen mit ganz unterschiedlichen Lebensläufen, Kompetenzen und Defiziten, die in unterschiedlichen sozialen und wirtschaftlichen Situationen leben.

Vaskuläre Demenz

Bei vaskulären Demenzen kommt es infolge von Durchblutungsstörungen des Gehirns zu einem Absterben von Nervenzellen. Vom Ausmaß der Durchblutungsstörung ist es abhängig, wie ausgeprägt die

Demenz ist. Die häufigste Variante der vaskulären Demenz wird durch eine Wandverdickung in kleinen Blutgefäßen hervorgerufen, welche die tiefen Strukturen des Gehirns mit Blut versorgen. Bluthochdruck ist der wichtigste Risikofaktor. Die Gefäßerkrankung bewirkt kleine Infarkte (Lakunen) und eine Schädigung der Nervenfasern (Marklagerschäden). Der Beginn der vaskulären Demenz ist oft schleichend, das Fortschreiten allmählich – also schwer von der Alzheimer-Krankheit zu unterscheiden. Allerdings sind die Symptome anders. Im Vordergrund stehen nicht Gedächtnisstörungen, sondern Verlangsamung, Denkschwierigkeiten oder Stimmungslabilität.

Lewy-Körperchen-Demenz

Die Lewy-Körperchen-Demenz ähnelt der Alzheimer-Krankheit sehr stark, wodurch sie schwer voneinander zu unterscheiden sind. Es ist deshalb nicht leicht zu klären, in welchem Umfang Mischformen der beiden Demenzen vorkommen. Kennzeichnend für eine Lewy-Körperchen-Demenz sind:

- starke Schwankungen der geistigen Leistungsfähigkeit und der Aufmerksamkeit

- optische Halluzinationen, die oft sehr detailreich sind
- leichte Parkinsonsymptome (unwillkürliches Zittern der Hände, Steifigkeit der Bewegungen)

Es müssen allerdings nicht alle Symptome auftreten. Außerdem kommt es häufig zu Stürzen oder kurzen Bewusstlosigkeiten.

Parkinson-Demenz

Das Hauptsymptom der Parkinson-Krankheit besteht in einer chronischen Verlangsamung aller Bewegungsabläufe, einer Unfähigkeit neue Bewegungen zu initiieren und einer Störung der Feinmotorik (sogenannte Hypokinese). Obwohl bei den Patienten keine wirklichen Lähmungen vorliegen, kann die Bewegungsstörung so schwere Ausmaße annehmen, dass die Betroffenen völlig bewegungslos und starr erscheinen (sogenannte Akinese). Der Gang ist übergebeugt und kleinschrittig, die Mimik wirkt starr und ausdruckslos. Bei vielen Kranken tritt darüber hinaus in Ruhe ein charakteristisches Zittern (sogenannter „Pillendreher"-

Tremor) und bei der neurologischen Untersuchung eine typische Steifigkeit der Arme und Beine (sogenannter Rigor) in Erscheinung. Das gleichzeitige Auftreten der Symptome Hypo-Akinese, Tremor und Rigor wird als Parkinsonsyndrom bezeichnet. Beim Morbus Parkinson im engeren Sinne wird das Parkinsonsyndrom durch ein Absterben derjenigen Hirnareale in der Tiefe des Gehirns verursacht, die für die Produktion des Botenstoffs Dopamin zuständig sind. Der Morbus Parkinson verläuft langsam schleichend über viele Jahre. In den Anfangsstadien sind die meisten Patienten geistig klar und voll orientiert. Aufgrund der motorischen Einschränkungen (starre Mimik) und der allgemeinen Verlangsamung wirken manche Patienten bei oberflächlicher Betrachtung geistig eingeschränkt, was jedoch vielfach in deutlichem Gegensatz zu einem wachen und aufmerksamen Verstand stehen kann. Gleichwohl kann sich bei ca. einem Drittel der Betroffenen im späten Stadium zusätzlich eine Demenz herausbilden.

Frontotemporale Demenz oder auch Pick-Krankheit (Morbus Pick)

Die frontotemporale Demenz (FTD) ist eine

Krankheit, bei der der Abbau von Nervenzellen zunächst im Stirn- und Schläfenbereich (Fronto-Temporal-Lappen) des Gehirns stattfindet. Von hier aus werden u. a. Emotionen und Sozialverhalten kontrolliert. Bei fast allen Patienten fallen zu Beginn der Erkrankung Veränderungen der Persönlichkeit und des zwischenmenschlichen Verhaltens auf. Dazu zählen insbesondere Aggressivität, Taktlosigkeit, maßloses Essen, aber auch Teilnahmslosigkeit. Im Verlauf der Erkrankung entwickeln sich Störungen der Sprache, die sich in Wortfindungs-, Benennens- und Sprachverständnisstörungen sowie in fehlendem Mitteilungsbedürfnis bis zum völligen Verstummen äußern. Diese Form der Demenz ist geprägt durch einen ausgeprägten Wandel der Persönlichkeit und des Sozialverhaltens. Betroffene verlieren das Einfühlungsvermögen in andere Menschen (Empathie), nehmen kaum noch Rücksicht auf andere und missachten die sozialen Umgangsformen. Sie verhalten sich oft so, dass es für andere peinlich oder provozierend ist, wirken gefühlskalt, distanzlos oder gleichgültig. Im weiteren Verlauf kommt es zur Beeinträchtigung des Gedächtnisses, die lange Zeit aber nicht so stark ausgeprägt ist wie bei der Alzheimer-Krankheit. Die Betroffenen zeigen in der Regel kaum Krankheitseinsicht oder Therapiemotivation.

Das sind die Formen von Demenz, welche am häufigsten in den Alten- und Pflegeheimen auftreten. In einigen Einrichtungen werden die Patienten nach der Form der Demenz untergebracht. Also beispielsweise wohnen in einem Bereich der Einrichtung nur Patienten mit einer frontotemporalen Demenz. Hierdurch wird eine homogene Gruppe zusammengestellt, in der die Alltagsziele dann fast identisch sind. Aber genauso können sich auch Bewohner mit unterschiedlichen Demenzformen im Alltag ergänzen. Das ist immer abhängig von den Erfahrungen, welche die Einrichtung gemacht hat und welche Demenzform bei den Bewohnern vorrangig ist.

Für unsere Arbeit ist es nicht entscheidend, ob alle Patienten an der gleichen Demenz erkrankt sind. Im Gegenteil, es kann sogar zu einer interessanten Erfahrung für alle Beteiligten werden, wenn die Patienten unterschiedliche Förderziele haben. Wichtig ist aber, dass annähernd das gleiche Stadium der Demenz bei allen besteht.

Erfahrungen der Pflegedienstleitung der Demenzklinik aus dem Pilotprojekt

<< Interview >>

Bitte stelle dich und deinen beruflichen Werdegang mit allen Qualifikationen zu Beginn kurz vor.

Monika Rausch: Mein Name ist Monika Rausch. Ich wurde am 15.08.1975 in Essen geboren. Nach Abschluss der Realschule habe ich die Ausbildung zur Krankenschwester 1996 erfolgreich beendet. Es folgte ein Umzug nach Berlin. Hier habe ich drei Jahre in der Hauskrankenpflege gearbeitet und habe dann ab Juli 1999 bis Juni 2003 mit meinem Mann in Sardinien gelebt (Bundeswehr-Auslandseinsatz meines Mannes). In dieser Zeit habe ich die Ausbildereignungsprüfung abgelegt und meine Tochter geboren. Nach der Rückkehr nach Deutschland habe ich im Katharinenhof im Schloßgarten als Wohnbereichsleitung angefangen und bis Januar 2009 das Amt bekleidet. Von Februar 2009 bis Oktober 2012 war ich als stellvertretende Pflegedienstleitung, Qualitätsbeauftragte und Mentorin tätig. In dieser Zeit habe ich folgende Qualifizierungen erworben: Verantwortliche Pflegefachkraft nach §80 SGB XI, Pflegeexperte für Menschen im Wachkoma, Qualitätsmanagementbeauftragte in Sozial-, Gesundheits- und Pflegeeinrichtungen. Im Januar 2000 kam meine zweite Tochter zur Welt. Zum Oktober 2012 habe ich in den „Dorfanger" gewechselt, eine Spezialeinrichtung für die Pflege und Betreuung von Menschen mit Demenz, und dort die Stelle der Pflegedienstleitung übernommen. In dieser Zeit habe ich Pflegemanagement studiert und erfolgreich im Februar 2018 den Bachelorabschluss erreicht. Seit September 2017 bin ich als pflegefachlicher Gutachter beim medizinischen Dienst der Krankenkasse tätig.

Welche Erfahrung hast du mit tiergestützter Therapie gemacht?

Monika Rausch: Die Erfahrung habe ich im „Dorfanger" bekommen, ich habe dort miterlebt, dass auch schwerstdemente Menschen auf den Hund reagiert haben. Ähnliche Erfolge habe ich auch erlebt mit Hasen oder anderen Kleintieren. Es konnten Bewegungen in der Mimik wahrgenommen werden, die vorher nicht da waren, z. B. ein Lächeln. Augen wurden geöffnet. Eigene Bewegungen wurden versucht. Tiere bewerten ihr Gegenüber nicht und geben kein Urteil ab. Es ist eine höhere Aktivität in einer sonst teilnahmslosen Welt erkennbar. Depressionen werden verringert, erhöhte Lebensfreude ist wahrnehmbar, Stressfreiheit, die Bewohner sind nicht mehr so angespannt, Förderung der Sozialkontakte über das Tier, verbesserte Durchblutung des gesamten Organismus durch Bewegung (z. B. Gassigehen) an der frischen Luft, Sprache wird gefördert, Wohlbefinden gesteigert, Tierkontakt wirkt angstmindernd. Durch Streicheln des Tieres können Aggressionen abgebaut werden.

Welche Erfolge/Misserfolge sind dir in Erinnerung geblieben bei der tiergestützten Arbeit in deiner Einrichtung?

Monika Rausch: Ich kann mich noch gut an Frau E. erinnern. Sie lag den ganzen Tag im Bett, entweder in ihrem oder in einem anderen im Haus. Das war ihr die liebste Beschäftigung. Frau E. war schon einige

Zeit in unserer Einrichtung, kannte uns. Jedoch ließ sie sich im Rahmen ihrer schon weit fortgeschrittenen Demenz kaum noch zu Alltagsaktivitäten motivieren. Das Personal schaffte es nicht, täglich eine Grundpflege durchzuführen, da Frau E. dem sehr ablehnend gegenüberstand. Sie erkannte einfach nicht mehr die Notwendigkeit, wie es so oft bei einer Demenz vorkommt. Immer wieder wurden verschiedene Versuche unternommen, Frau E. ins Alltagsleben zu integrieren, jedoch gelang es immer nur vereinzelt, und wenn dann nur für sehr kurze Momente.

Als Bärbel in unsere Einrichtung kam, war der Versuch der Alltagsgestaltung mit dem Hund natürlich sehr naheliegend. Wir wollten auch hier Frau E. dazu bringen, aus dem Bett aufzustehen und am Alltag teilzuhaben. Aus der Biografie von Frau E. war bekannt, dass sie früher schon Kontakte zu Hunden hatte. Bärbel ging mit dem Hund zu ihr, und tatsächlich klappte es. Sie schaffte es dank des Hundes, Frau E. aus dem Bett zu bekommen und mit ihr spazieren zu gehen. Sogar eine verbale Kommunikation fand über den Hund mit ihr statt. Sie blühte regelrecht auf, wenn es hieß: „Frau E., heute kommt der Hund."

Es war schön mitzuerleben, wie der Türöffner Hund bei Frau E. gewirkt hatte. An den Tagen, an denen der Hundebesuch anstand, gelang es auch, die Körperpflege durchzuführen. Frau E. wollte schließlich wieder Gassi gehen. An diesem einen Beispiel kann man schön sehen, wie wichtig es ist, u. a. Hunde bei Menschen mit Demenz einzusetzen. Es ist ein Türöffner von vielen in der Welt der Demenzerkrankten. Aber der, wie ich finde, wichtigste.

Was ist bei einem tiergestützten Einsatz bei Demenzkranken wichtig?

Monika Rausch: Wenn die Persönlichkeit versinkt und der Abbau der für Informationsweiterleitung wichtigen Nervenzellen im Gehirn da ist, brauchen wir besondere Wege, um in den Kontakt mit Menschen mit Demenz zu kommen.

Diese Wege sind Türöffner zu der versunkenen Persönlichkeit und zu der verschlossenen Welt der Demenzkranken. Zahlreiche Studien belegen, dass der Türöffner über das Tier positive Auswirkungen auf den Menschen hat. Sie fordern die Beziehung von Kopf, Bauch, Herz und Gefühl heraus und stellen eine Beziehung her. Im Vorfeld muss natürlich geklärt sein, ob der Erkrankte Ängste gegenüber den Tieren hat.

Warum ist eine gute Ausbildung des Therapiebegleithundeteams so wichtig, nach deiner Ansicht?

Monika Rausch: Nicht jeder Hund ist als Therapiehund geeignet. Gerade im Umgang mit Menschen mit Demenz ist es wichtig, dass die Hunde entsprechend ausgebildet sind. Die Emotion wird hier viel stärker genutzt als bei anderen Erkrankungen, da es den meisten Menschen mit Demenz nicht mehr möglich ist, sich verbal zu äußern.

Der Hund muss wissen, wie er in Situationen reagiert, wenn der Mensch nicht mit ihm spricht.

Auch muss entschieden werden, ob das Tier für den entsprechenden Einsatz geeignet ist (Rassemerkmale und individueller Charakter).

Wie waren deine Erfahrungen mit dem KiDeTi-Pilotprojekt?

Monika Rausch: Kleine Gruppen sind sinnvoll, um theoretisches Wissen kindgerecht zu vermitteln. Der Film „Honig im Kopf" ist gut als Einstieg geeignet. Zu beachten ist immer die jeweilige Konzentrationsfähigkeit des Bewohners. Überforderung/Unterforderung muss vermieden werden, den Bewohner muss man da abholen, wo er steht. Es gab auch stille Beobachter, die sich im Hintergrund aufgehalten haben, aber trotzdem beobachtet haben. Ziele müssen sehr klein gesteckt sein, damit sie für die Bewohner erreichbar sind, aber wiederum auch so groß gesteckt, dass die Kinder nicht „gelangweilt" sind. Diese Mitte zu finden ist nicht leicht. Die Euphorie bei manchen Kindern war am Anfang groß, jedoch haben sie nicht bis zum Schluss durchgehalten. Die Kinder sollten freiwillig an dem Projekt teilnehmen und nicht unter Druck der Eltern oder der Schule.

Welche Demenzformen würdest du für das Projekt KiDeTi für geeignet halten, und warum?

Monika Rausch: Für das Projekt KiDeTi würde ich die hirnorganischen Demenzformen im ersten und zweiten Stadium für am geeignetsten halten. Hier steht an erster Stelle die klassische Alzheimer Demenz gleichgesetzt mit der vaskulären Demenz. Auch die gemischte Demenz kann in das Projekt integriert werden. Warum? Vordergründig ist bei der vaskulären Demenz zu beachten, dass es hierbei bedingt durch unzureichende Durchblutung zu Veränderungen im Gehirn kommt. Im Unterschied zur Alzheimer Demenz gibt es zu Beginn der Erkrankung kaum Funktionsstörungen in der Gedächtnisleistung, der Sprache und beim visuellen, räumlichen Denken, auch wenn diese durch die Verlangsamung erschwert sind. Beide Demenzformen entwickeln sich schleichend. Bei der Alzheimer Demenz sind die neurogenerativen Veränderungen im Gehirn ursächlich. Die Nervenzellen gehen ohne äußere erkennbare Ursache unter. Ausschließen für das KiDeTi-Projekt würde ich die nicht-hirnorganischen Demenzformen, wobei hier auch nach Einzelfall entschieden werden muss. Der geistige Verfall ist hier die Folge einer anderen organischen Erkrankung, wie einer Hirnverletzung, einer Hirngeschwulst oder einer Herz-Kreislauf-Krankheit. Die frontotemporale Lobärdegeneration wird je nach Lokalisation der Schädigung in drei unterschiedliche Formen unterschieden: fronto-temporale Demenz, primär progressive Aphasie, semantische Demenz. Alle drei gehen mit Persönlichkeitsveränderungen einher, hinzu kommen Verhaltensauffälligkeiten, Störungen im Sozialkontakt und emotionale Gleichgültigkeit. Mein Alltag hat gezeigt, dass eine tiergestützte Therapie wegen den genannten Auffälligkeiten deutlich erschwert bis unmöglich ist. Der Erkrankte ist durch die fehlende Emotion nicht in der Lage, mit dem Tier in Kontakt zu kommen. Im Unterschied hierzu ist bei den hirnorganischen Demenzformen die emotionale Fähigkeit bis zum Lebensende erhalten.

Was versprichst du dir von KiDeTi bzw. was kann KiDeTi erreichen?

Monika Rausch: KiDeTi kann das Wissen um Demenz und tiergestützte Therapie wesentlich unterstützen. Ich finde wichtig, bereits im Kindesalter darüber zu sprechen und mit den Kindern gemeinsam zu erleben, dass Demenz nicht schlimm, sondern nur anders ist. Es gibt bestimmt in fast jeder Familie einen Fall von Demenz, und häufig weiß man nicht, wie man mit demjenigen umgehen soll, wenn er nach und nach alles vergisst.

Ich habe in dem Pilotprojekt festgestellt,

dass die Kinder unvoreingenommen in den Kontakt mit den Erkrankten gegangen sind und vieles besser verstanden haben. Das Projekt KiDeTi kann hoffentlich dazu beitragen, dass Demenz weiter in den öffentlichen Fokus gerückt wird, dass erkennbar ist, wie wichtig in dem Zusammenhang auch die Arbeit mit den Tieren und den Kindern ist. Vielleicht ist es Zukunftsmusik, aber ich würde mir wünschen, mit dem Projekt KiDeTi fest in Unterrichtsplänen integriert zu sein, damit klar wird, wie wichtig dieses Thema politisch und gesellschaftlich ist.

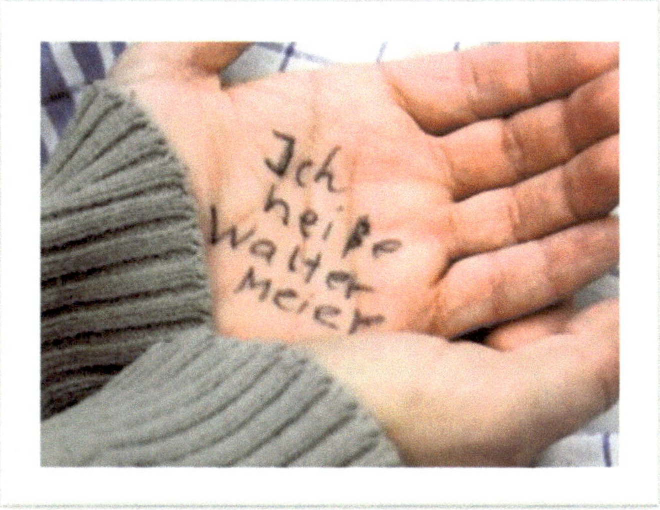
Ich
heiße
Walter
Meier

4

Nicht alles muss sofort feststehen

„Wege entstehen dadurch, dass man sie geht."
(Franz Kafka)

Wenn Ihr Projekt gut läuft, werden Sie schnell feststellen, wie viele neue Ideen Ihnen noch einfallen. Wichtig ist es jetzt, sich nicht zu verzetteln. Überlegen Sie ganz genau, was Sie mit einem neuen Projekt erreichen möchten und wie Sie es umsetzen können. Ist ein weiteres Projekt überhaupt grundsätzlich für Sie attraktiv und machbar? Für wen ist das neue Projekt gedacht? Welche Ziele haben Sie mit dem neuen Projekt? Was brauchen Sie dazu? Wer könnte Sie dabei unterstützen?

Nicht immer muss man alles alleine machen. In einem guten Team, in dem jeder auf sein Gebiet spezialisiert ist, kann die Umsetzung des neuen Projekts auch verteilt werden. So haben Sie den Rücken frei, um sich auf Ihr eigenes Projekt zu konzentrieren. Wie heißt es so schön: „Viele Ideen wachsen besser, wenn man sie in ein anderes Hirn umpflanzt, als in dem zu belassen, aus welchem sie stammen.“ (Oliver Wendell Holmes, US-amerikanischer Schriftsteller und Arzt).

Wird mit der neuen Idee ein ganz neues Projekt „geboren“, würde ich auf jeden Fall wieder mit einem Pilotprojekt starten – auch hier wieder mit ausreichend Zeit zur Verfügung, um daraus ein fertiges Konzept entwickeln zu können.

Wollen Sie aber in Ihrem bereits laufenden Projekt „nur“ etwas verändern, wie z. B. die Anzahl der Teilnehmer oder die genaue Gestaltung des Projekts, bedarf es keinem neuen Pilotprojekt, sondern dann wird nur das bestehende Konzept geändert. Ein neues, weiteres Projekt bedeutet trotzdem auch mehr Zeitaufwand für Sie. Deshalb ist es ratsam zu überlegen, ob Sie es zusätzlich in Ihren Alltag integrieren können. Viele Aspekte, zum Beispiel ob

Sie angestellt sind oder freiberuflich tätig sind, sind bei der Entscheidung zum zusätzlichen Projekt zu bedenken. Denn auch wenn Sie die Durchführung des neuen Projektes delegiert haben, so werden Sie doch immer ein Ansprechpartner bleiben. Das können Sie natürlich minimieren, wenn Sie die ganze Verantwortung in die Hände einer/s Kollegin/en legen, aber ganz raushalten können Sie sich nicht.

Beispiel: Kinder im KiDeTi-Projekt

Wie sieht eigentlich die soziale und kognitive Kompetenz in dem Alter aus, in dem die Kinder an KiDeTi teilnehmen?

Das KiDeTi-Pilotprojekt ist bereits erfolgreich gelaufen und weitere Projekte sind in Arbeit. Aus dem Projekt entstand KiDeTi e.V. Trotzdem sind noch nicht alle Rahmenbedingungen für die Projektarbeit geklärt. Deswegen ist es für die Zukunft auch nicht ausgeschlossen, dass andere Zielgruppen, außer den Schülern der Klassenstufen 5-7, an dem Projekt teilnehmen. Wir können uns z. B. auch die Arbeit mit verhaltensauffälligen Kindern und demenzkranken Senioren vorstellen. Auf jeden Fall ist es wichtig, den Entwicklungstand der Kinder in dem jeweiligen Projekt zu kennen, um unter anderem die Förderziele für die entsprechende Altersgruppe festlegen zu können und um zu wissen, was man den Kindern in diesem Alter in der Arbeit mit den Senioren überhaupt emotional zumuten kann. Diese Aufgabe ist sehr sensibel, denn wir wollen die Kinder auf keinen Fall mit diesem Projekt überfordern oder ggf. sogar schädigen. Eine enge und vertrauensvolle Zusammenarbeit mit den Pädagogen ist hier unerlässlich. Außerdem laufen zurzeit bereits Gespräche zwischen dem KiDeTi e. V. und Kinder- und Jugendpsychiatern sowie Ärzten aus der Pädiatrie, um deren fachliche Kompetenz in die Projekte miteinfließen lassen zu können.

Entwicklungsstadien der Kinder ab dem 10. Lebensjahr

Formal-operatorisches Stadium (ab dem 10. Lebensjahr): „Das formal-operatorische Denken geht in spezifischer Weise über vorgefundene oder gegebene Informationen hinaus.“ [2] Es wird nicht aufgrund von gegebenen Informationen beurteilt, sondern die Kinder versuchen zusätzliche Informationen einzubeziehen. Sie erstellen ein mögliches Kombinationssystem, bevor sie sich für eine Lösung entscheiden. Dadurch ist ein systematisches Vor-

---

[2] Montada 2002, S. 431.

gehen möglich.[3]

Adoleszenz und entstehendes Erwachsenenalter:

Der Begriff „Adoleszenz" leitet sich aus dem lateinischen Verb „adolescere" ab und bedeutet soviel wie „heranwachsen" oder „aufwachsen".[4] Im Altersbereich zwischen 11 und 14 Jahren vollziehen sich bei Mädchen und Jungen sowohl in körperlicher als auch in sozial-emotionaler und kognitiver Hinsicht bedeutsame Veränderungen, durch die sie sich deutlich von einem Kind unterscheiden. Aus diesem Grunde erscheint es sinnvoll, zwischen Kindheit und Erwachsenenalter den Entwicklungsabschnitt der Adoleszenz einzuschieben. Man unterscheidet zwei Arten von Adoleszenz.

- **Frühe Adoleszenz**

Sie beginnt mit körperlichen Anzeichen der Geschlechtsreifung und endet etwa im Alter von 13 Jahren.

---

[3] vgl. Stangl 2006, Stangl, 2017.

[4] vgl. Mietzel 2002, S. 319.

- **Späte Adoleszenz**

Sie beschreibt den Zeitraum zwischen 14 und 18 Jahren. Zu den bedeutsamsten Entwicklungen in der frühen Adoleszenz gehören die körperlichen Veränderungen und ihre Folgen.

Den Altersabschnitt der Adoleszenz bezeichnet man häufig als einen Zeitraum, der durch „Sturm und Stress" gekennzeichnet ist. Die Konflikte mit den Eltern zählen in der frühen Adoleszenz zu einer der Schwierigkeiten der Sturm- und Stressphase.

Zu den Konflikten mit den Eltern kommen auch noch die Stimmungsschwankungen dazu. Jugendliche erleben während der späten Adoleszenz mehr Stimmungsschwankungen als in irgendeinem anderen Lebensabschnitt.[5]

Vor dem Eintritt in das Erwachsenenalter findet sich eine Neigung, sich häufiger antisozial, achtlos und gesetzeswidrig zu verhalten als während der Kindheit und während des Erwachsenenalters.

Fortschritte in der kognitiven Entwicklung können

---

[5] vgl. Mietzel 2002, S. 320.

nicht außer Acht gelassen werden, wenn nach Erklärungen für das „Sturm und Stress"- Verhalten des Jugendlichen gesucht wird.[6] Es lässt sich weder im körperlichen, noch im kognitiven oder emotionalen Bereich ein Kennzeichen benennen, nach dem man das Ende der Adoleszenz eindeutig festlegen kann. Es gibt allerdings die gesetzliche Bestimmung, nach der ein Mensch mit der Vollendung des 18. Lebensjahres als volljährig zu gelten hat. Somit wird ein Zeitraum definiert, dessen Beginn biologisch festgelegt wird und dessen Ende das Gesetz regelt, indem es Jungen und Mädchen die Volljährigkeit zuerkennt.

Der Mensch befindet sich nach Abschluss des Grundschulalters auf einem weiteren längeren Weg, in dessen Verlauf Merkmale des Erwachsenseins immer stärker hervortreten, doch es gibt kein einziges Ereignis, das den Eintritt des Erwachsenenalters eindeutig anzeigen kann. Der Abschnitt, der als entstehendes Erwachsenenalter bezeichnet wird, beginnt zwischen dem 18. und 19. Lebensjahr und endet mit 25 Jahren, vielleicht auch noch etwas

---

[6] vgl. Mietzel 2002, S. 320.

später. Für die meisten Menschen zeigt sich eine verstärkte Neigung zum Verlassen des entstehenden Erwachsenenalters und zur vollen Übernahme der Rolle eines Erwachsenen. Dieser Übergang ist für viele im Alter von 30 Jahren vollzogen.[7] Anhand der körperlichen Veränderungen sieht die Umwelt, dass aus dem Kind ein Erwachsener wird.

Die Frage, die wir uns stellen, ist die: Wie unterscheiden sich Jugendliche im Denken von Grundschülern? Bei konkret-operationalem Denken lässt sich kein klarer Plan erkennen. Es ermangelt ihm noch an Systematik. Erst wenn ein Mensch 14 oder 15 Jahre alt ist, geht er planmäßiger vor. Er überlegt sich zunächst, welche möglichen Antworten überhaupt infrage kommen. Ein Jugendlicher, der diese Stufe der kognitiven Entwicklung erreicht hat, beginnt die Bearbeitung eines Problems beispielsweise damit, sich mögliche Lösungen vorzustellen. Viele Jugendliche greifen nicht nur verstärkt auf die Logik zurück, sondern können grundsätzlich auch abstrakt denken. Zudem urteilen sie über alltägliche Zusammenhänge anders als während

[7] vgl. Mietzel 2002, S. 324.

ihrer Kindheit. Kinder setzen sich weitgehend noch mit der Wirklichkeit auseinander, wie sie ist, während Jugendliche sich häufig fragen, wie sie sein könnte.[8]

Die reife Form des Denkens wird als formal-operational bezeichnet. Die Fähigkeit des formal-operationalen Denkers, über theoretische Möglichkeiten nachzudenken und logische Schlussfolgerungen aus abstrakten Beziehungen abzuleiten, wird als „hypothetisch-deduktives Denken" bezeichnet. Der formal-operationale Denker wird zunächst klären, welche möglichen Bedingungen einen Menschen zu einer bestimmten Tat veranlasst haben könnten. Er sucht nach der wahrscheinlichsten und fällt erst dann sein Urteil. Das Ziel der beschriebenen Entwicklung ist demnach ein Mensch, der formal abstrakt denken kann und auf keinerlei Anschauungshilfe mehr zurückgreifen muss. Der Nachweis, dass Jugendliche zu formalen Operationen fähig sind – man spricht auch von kognitiver Kompetenz – bedeutet noch lange nicht, dass sie damit auch kognitive Performanz zeigen, d. h. keineswegs stets

---

[8] vgl. Mietzel 2002, S. 326.

bereit sind, von ihren Denkmöglichkeiten in einer bestimmten Situation auch Gebrauch zu machen. Erwachsene denken in solchen Bereichen formal-operational, für die sie sich sehr stark interessieren und in denen sie folglich auch über erhebliches Können verfügen.[9]

Während dem gesamten Verlauf der Adoleszenz verbessert sich auch die Konzentrationsfähigkeit. Ältere Kinder und Jugendliche beachten nur, worauf sie ausdrücklich hingewiesen werden, oder was ihnen spontan beachtenswert erscheint. Andere, unwichtig erscheinende Reize entgehen ihrer Aufmerksamkeit. Wenn man sie allerdings dazu auffordert, zwei Aufgaben gleichzeitig zu erledigen, dann erbringen ältere Kinder und Jugendliche eindeutig bessere Leistungen als jüngere. Es lässt sich bei Jugendlichen im Alter zwischen 12 und 16 Jahren eine Zunahme der Verarbeitungsgeschwindigkeit nachweisen.[10] Im Entwicklungszeitraum der Adoleszenz ist bei vielen Menschen in ausgewählten Bereichen bereits ein erhebliches

---

[9] vgl. Mietzel 2002, S. 331.

[10] vgl. Mietzel 2002, S. 335.

Spezialwissen entstanden, sie sind darin regelrecht zu Experten geworden. Experten verfügen über ein Spezialwissen, das einen hohen Organisationsgrad aufweist. Sie haben in ihrem besonderen Erfahrungsbereich offenkundig hochwirksame Strategien entwickelt, um Informationen zu verarbeiten. Deshalb fällt ihnen das Lernen und Behalten erheblich leichter als Nicht-Experten bzw. Novizen, die noch über wenige Erfahrungen in einem Bereich verfügen.[11] Dadurch lassen sich auch Zusammenhänge in kognitiven Bereichen feststellen. Wenn ein Jugendlicher in einem Wissensbereich aufgrund vorausgegangener, intensiver Erfahrungen bereits außerordentlich viel weiß, besitzt er sehr gute Voraussetzungen, neue Informationen in diesem Bereich zu verstehen, und dieses Verständnis fördert wiederum das Behalten. Verhältnismäßig spät tritt die „elaborative Technik" auf, die frühestens in der Adoleszenz entdeckt und genutzt wird. Bei ihr muss der Lernende dem ihm sinnlos erscheinenden Lernmaterial stets etwas hinzufügen, etwa eine bildliche Szene. Dadurch wird die Informationsmenge zwar

[11] vgl. Mietzel 2002, S. 336.

erhöht, aber durch die Erweiterung oder Elaboration wird ein sinnvoller Kontext geschaffen, was bekanntlich das Behalten in erheblichem Maße fördert.[12] Viele Jugendliche verfügen zweifellos über ein anspruchsvolles Niveau der Informationsverarbeitung. Ihnen ist es dadurch möglich, sich vielfältigen Problemsituationen erfolgreich zu stellen.[13]

Diese, ich gebe zu, sehr wissenschaftliche Darstellung der Entwicklungsphasen von Kindern im Alter von 10-15 Jahren hilft uns jedoch zu verstehen, wie wichtig es im KiDeTi-Projekt ist, nicht nur die soziale Kompetenz der Kinder zu fördern, sondern auch die kognitive Kompetenz – und das mit speziell ausgebildeten Fachleuten, die das Projekt begleiten und betreuen.

Im Herbst dieses Jahres wird ein neues KiDeTi-Projekt starten. Bei einem meiner Einsätze über Gefahrenprävention in einem Gymnasium in Niedersachsen lernte ich einen sehr engagierten, jungen Biologielehrer kennen. Ich erzählte ihm vom KiDeTi-

[12] vgl. Mietzel 2002, S. 337.

[13] vgl. Mietzel, S. 338, vgl. Stangl, 2017.

Projekt und er war sofort total begeistert.

Was mich dann aber fasziniert hat, war, dass er seine Schüler zu diesem Projekt befragte – ob sie tatsächliches Interesse an so einem Projekt hätten. Die Schüler waren begeistert von dieser Idee, ebenso wie später dann auch die Schulleitung. Das folgende Projekt wird diesmal in Form einer AG gestaltet und teilnehmen werden Schüler der 6. - 8. Klasse. Unter anderem möchten wir hier dem Aspekt der späteren Berufsorientierung für die älteren Schüler ganz besonderes Augenmerk widmen, indem wir nicht nur ein Berufsbild aus unserem Projekt vorstellen, sondern gleich mehrere. Da uns immer mehr Nachfragen aus den Schulen erreichen, ob wir über unseren Verein auch Unterricht in Gefahrenprävention und Kynologie der Hunde für jüngere Schüler anbieten, werden wir auch diesen Bereich in den nächsten Wochen mit in unser Konzept aufnehmen. So können wir den Schulen und Kindereinrichtungen einen fachlich kompetenten Standard für die Beiß- oder Gefahrenprävention bieten.

Das Projekt aus der Sicht eines Pädagogen

Mein Name ist Ines Depold. Ich bin Jahrgang 1962 und habe mit meinem Mann drei Kinder großgezogen, eines lebt noch bei uns. 1985 habe ich meine Ausbildung als Lehrerin beendet. Seit dieser Zeit arbeite ich an Oberschulen, nach der Wende Gesamtschulen genannt. Vor 11 Jahren führte mich mein beruflicher Weg dann an eine Montessori-Pädagogikorientierte Grundschule. Ich unterrichte hier die Fächer Biologie, Deutsch, Sachunterricht und bald Naturwissenschaften.

Neben meinem beruflichen Engagement sind schon immer Tiere, seit 1990 PON´s, meine Leidenschaft. Seit 1993 gibt es unseren Zwinger „PON von der Bismarckwarte“. Eigentlich lebten seit dieser Zeit immer Hunde in unserem Haushalt, meistens waren es vier PONs. Die ganze Familie zog mit großer Liebe und noch größerer Leidenschaft in den Jahren 1993 bis 2017 insgesamt 17 Würfe groß. Viele wunderbare Menschen lernten wir so kennen, darunter auch Bärbel Hommel. Seit 1993 sind mein Mann und ich auch Mitglied im Allgemeinen Klub für polnische Hunderassen e. V. 1997 wurde ich Zuchtwart in diesem Verein, seit 1998 war ich viele Jahre als Redakteurin der Vereinszeitschrift „GAZETA“ tätig. Seit nunmehr 10 Jahren leite ich als Landesgruppenvorsitzende die Geschicke der Landesgruppe Berlin/ Brandenburg des APH.

Bärbel Hommel kenne ich, seitdem sie unsere Frida PON von der Bismarckwarte, geboren im August 2015, hat.

Erfahrungen mit tiergestützten Therapien habe ich keine. In den Schulen, in denen ich gearbeitet habe, sind Tiere leider nicht erlaubt. Aus diesem Grunde besuche ich seit vielen Jahren mit Kindern unsere Waldschule, den Krugpark. Hier kann ich zu den vielfältigsten Themen des Unterrichts Projekte bzw. Werkstätten mit den Kindern durchführen. Immer dabei: lebende Tiere wie z. B. Meerschweinchen, Kaninchen, Ziegen, Schweine, Katzen, wildlebende Vögel, Frettchen usw. Es war für mich immer ganz besonders spannend, weil ich das ein oder andere Kind quasi neu kennenlernen durfte. Besonders die weniger anpassungsfähigen als auch die ganz quirligen konnten völlig entspannt und ruhig sein, wenn sie mit Tieren zusammen waren. Die strahlenden Augen sind immer wieder wunderbar. Lediglich autistische Kinder können kaum Rücksicht auf die Bedürfnisse der Tiere nehmen. Seit drei Jahren binden wir nun in unseren Projekttagen auch Hunde ins Schulleben mit ein. Zuerst war Bärbel bei uns, seit letztem Jahr konnte ich auch Therapiebegleithundeteams aus Brandenburg für unsere Arbeit gewinnen. Bei einer maximalen Stärke von ca. 15 Kindern (schon fast zu viel) wurde ihnen an drei meist aufeinanderfolgenden Tagen das richtige Verhalten gegenüber Hunden, die Körpersprache und die allgemeinen Merkmale der Hunde nähergebracht.

Unsere Therapiehundeteams bestehen immer aus sehr freundlichen und erfahrenen kompetenten Hundeführern mit ihren Hunden. Festgestellt habe ich dabei, dass die Hunde, die in unseren Augen die wohl nicht perfektesten waren, weil sie noch zu jung bzw. zu unerfahren waren, von den Kindern am meisten geliebt wurden. Sie wurden einfach am lustigsten empfunden. Wer von uns Menschen macht nicht auch mal einen Fehler?

Kinder sollten ganz unbedingt den richtigen Umgang

mit Hunden lernen. Ich habe festgestellt, dass Kinder, die einen Hund in ihrer unmittelbaren Umgebung haben, eine bessere Konzentration und auch eine gesunde Ausgeglichenheit besitzen. Die Kinder sind verantwortungsbewusster der Natur gegenüber, in der sie ja auch mit Hund viel mehr Zeit verbringen können. Für Kinder mit AD(H)S sind sie unerlässliche Spielkameraden, denen sie alles anvertrauen können. Interessanterweise lieben unsere PONs quirlige Geister, weil sie hier ständig in Aktion sein können. Aber auch im alltäglichen Leben, ohne selbst ein Hund zu besitzen, treten Kinder häufig in Kontakt mit ihnen. Ich persönlich habe mich in all den Jahren als Hundebesitzer auch häufig über Kinder geärgert, die so gar kein Verständnis für Tiere aufbringen können. Kinder müssen wissen, dass ihre Aktion eine Reaktion bei Hunden auslöst. Deshalb ist es für mich unerlässlich, ihnen den Hund nahezubringen und seine Körpersprache zu verstehen. Kinder sind allem Fremden gegenüber meist sehr aufgeschlossen.

Bevor sie mit kranken, alten Menschen zusammenkommen, ist Aufklärung über Krankheiten und deren Symptome unerlässlich. Nicht alle Eltern klären ihre Kinder über eine Krankheit auf, die Oma oder Opa haben. Die Kinder hören zwar den Namen einer Krankheit, können damit aber oftmals nichts anfangen. Ganz behutsam sollten Kinder demzufolge auch lernen und begreifen, wie tief Veränderungen sind, die z. B. die Demenz mit sich bringt. Wenn die erste Begegnung gut vorbereitet ist, sehe ich für die Begegnungen mit Demenzkranken keine Probleme.

Wichtig für mich wäre, dass Kinder selbst entscheiden sollten, ob sie diese Begegnung wollen, oder eben nicht.

Kinder sollten für diese Arbeit eher nicht jünger als 10 Jahre sein, nach oben sehe ich keine wirkliche Grenze.

Bei meiner Unterrichtsarbeit mit Drittklässlern stelle ich immer wieder fest, wie wenig Kinder über „unangenehme, traurige" Erlebnisse und Vorgänge wissen und über deren Ursachen oder Auswirkungen (z. B. Leben früher, Tierschutz, gesunde Ernährung, fairer Handel von Lebensmittel, Leben der Kinder in der Dritten Welt). Eltern konfrontieren die Kinder eher ganz selten mit Unannehmlichkeiten, die das Leben so mit sich bringt. Hier sehe ich den ganz besonderen Ansatz von KiDeTi. Kinder erfahren selbst ganz hautnah, was es bedeutet, krank zu sein. Sie realisieren die Arbeit des Betreuungspersonals und die Bedürfnisse kranker Menschen. Ich denke, dass Kinder, die sehen, wie berührt die alten Menschen sind, wenn Kinder sie besuchen, auch einmal selbst Initiative ergreifen werden. Sei es bei fremden Menschen oder bei denjenigen, die sie in ihrem natürlichen Umfeld wahrnehmen.

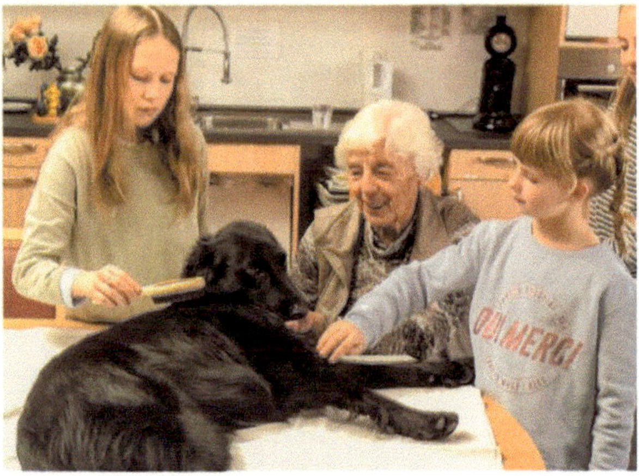
OUI MERCI

5

Voraussetzungen

Ein neues tiergestütztes Projekt zu planen heißt natürlich auch, die entsprechenden Tiere, in unserem Fall die entsprechend geeigneten Hunde, zu haben.

Nicht jeder Hund kann per se, nur weil er ein ausgebildeter Therapiebegleithund ist, mit jeder Klientel arbeiten. Hier sollte der kompetente, fachlich qualifizierte Hundeführer seinen Hund genau einschätzen können. Zum Beispiel sollte ein Hund, der ein Problem mit der Arbeit mit Kindern hat, weil sie zu laut sind, sich zu schnell bewegen oder weil er vielleicht in seiner Jugend schlechte Erfahrungen mit Kinderngemacht hat, auf keinen Fall in dieser Arbeit eingesetzt werden. Oder wenn Ihr Hund z. B. ein Problem mit der Arbeit mit Demenzerkrankten hat, sollte man ihn selbstverständlich nicht bei Senioren einsetzen. die an Demenz erkrankt sind. Natürlich gilt das auch für einen Hund, der sehr ängstlich und unsicher ist. Schauen Sie genau auf Ihren Hund und welche Vorlieben er in der Arbeit mit Ihnen hat, und setzen Sie ihn dementsprechend ein. Den Hund gegen seine Neigungen einzusetzen, kann bedeuten, dass Ihr Hund schlecht gelaunt und ohne Motivation und Spaß in den Einsatz geht. Vergleichen Sie es nur mit sich selbst: Wie wäre es, wenn Sie einen Job hätten, zu dem Sie jeden Morgen mit Widerwillen gehen müssten? Schlechte Laune am Arbeitsplatz und evtl. Depressionen oder andere Krankheiten sind dann vorprogrammiert. Da hilft auf Dauer auch kein besonders attraktives Gehalt.

Ein Projekt im Bereich der tiergestützten Interventionen durchzuführen, bedeutet ebenfalls, dass das Projektteam – also Mensch und Hund – eine fundierte Ausbildung in diesem Bereich durchlaufen haben. Nur so kann der Mensch auch einschätzen, was er als Team mit seinem Hund leisten kann und welche Arbeit seinem Hund Spaß macht. Da die tiergestützte Ausbildung in Deutschland leider immer noch nicht nach einheitlichen Richtlinien erfolgt, wird noch oft diskutiert, ob denn wirklich eine

Ausbildung notwendig sei. Ich bin auf jeden Fall dafür. Ein wesentliches Fundament in der Arbeit mit dem Hund ist, dass er über eine sehr enge Bindung zu Ihnen verfügt, damit er Ihnen in der gemeinsamen Arbeit vertrauen kann. Er sollte einen sehr guten Grundgehorsam haben, gesund sein, über eine niedrige Frustrationstoleranz verfügen und in seinem Arbeitsgebiet erfahren sein. Natürlich sollte sein Mensch u. a. wissen, wie die Stresssignale bei seinem Hund aussehen, welche hygienischen Besonderheiten es im Einsatzgebiet zu beachten gilt und wie man ein tiergestütztes Setting durchführt. Dies alles und noch viel mehr lernt man aber in einer guten Ausbildung von Mensch und Tier. Deswegen finde ich sie auch elementar wichtig für unsere Arbeit.

Beispiel: Therapiebegleithunde als Brückenbauer zwischen den Generationen

In den KiDeTi-Projekten arbeiten wir mit Kindern, demenzkranken Senioren und mit Tieren, in unserem Fall mit Hunden. Unsere Teams tragen also eine hohe Verantwortung in der Durchführung der Projekte. Nicht nur Fachwissen wird benötigt, sondern auch ein gut ausgebildeter Therapiebegleithund an unserer Seite, dessen Hauptaufgabe darin besteht, eine Brücke zwischen den Generationen zu bauen. Wie kann aber ein Hund Generationen verbinden? Ganz einfach – indem Kinder und auch die Senioren Vertrauen zu ihm aufbauen können. Der Hund gibt ihnen quasi Sicherheit in ihrem Handeln. Ich habe festgestellt, dass Kinder wie auch die Senioren den Hund ganz viel beobachten. Ein ruhig wirkender und gehorsamer Hund gibt auch jenen Menschen Sicherheit, die beim Kontakt mit einem fremden Hund vielleicht sonst ängstlich wären. Nur in wirklich entspannter Atmosphäre im Setting können wir beide Generationen einander näherbringen. Wenn z. B. Kinder und Senioren gemeinsam Hundekekse backen würden und nebenbei ein ungeduldiger, lebhafter Hund ständig versuchen würde, den Teig zu erbeuten, würde das für solch eine Unruhe im Setting sorgen, dass sich kein Teilnehmer auf seinen Partner konzentrieren könnte. Es gibt tiergestützte Settings, in denen tatsächlich auch lebhafte Hunde zum Einsatz kommen, aber in der Arbeit mit demenzkranken Senioren sollte es eher „ruhig zugehen", damit Kinder und Senioren sich aufeinander einlassen können. Im Pilotprojekt konnte ich beobachten, wie beim Kontakt zwischen Kindern und Senioren des Öfteren von beiden Generationen, in Gedanken versunken, eine Hand über den Rücken des Hundes glitt. Oder es wurde mit einem Lächeln im Gesicht der ruhig liegende Hund beobachtet. Aber auch bei den praktischen Modulen mit den Kindern im Seniorenheim wurde der Hund beim tiergestützten Setting ganz genau beobachtet. Und anschließend wurde ich gefragt, warum der Hund z. B. würfelt oder wie man ihm so etwas beibringt oder auch, ob dem Hund das überhaupt Spaß macht. Deswegen ist es unserer Meinung nach extrem wichtig, nur ausgebildete Therapiebegleithunde in unserem Projekt mitarbeiten zu lassen. Und die sollten bestimmten Anforderungen entsprechen:

- Die Hunde sollten erfahren im Umgang mit Kindern und demenzkranken Senioren sein.
- Sie sollten eine hohe Frustrationstoleranz besitzen.
- Sie sollten menschenfreundlich sein.
- Sie müssen über einen guten Grundgehorsam verfügen
- Der Hund sollte gesund sein (regelmäßige tierärztliche Untersuchung, Impfungen und Parasitenprophylaxe).
- Sie sollten über eine Haftpflichtversicherung verfügen.

Dass Therapiebegleithunde gerne mit Demenzkranken und mit Kindern arbeiten, ist nicht selbstverständlich. Ein ausgebildeter Therapiebegleithund kann nicht per se mit jeder Klientel arbeiten und macht nicht alle Aufgaben gleich freudig. Aber ein gut ausgebildeter Therapiebegleithundeführer kennt seinen Hund ganz genau und kann sehr gut beurteilen, für welche Aufgaben sein Hund geeignet ist. Aber könnten auch ausgebildete Besuchshunde bei KiDeTi mitarbeiten?

Dazu möchte ich erstmal nach Wohlfarth/ Mutschler den Begriff „Therapiebegleithund" erläutern: „Der Therapiebegleithund ist ein mit seinem Halter oder seiner Halterin für die therapeutische Arbeit ausgebildeter und geprüfter Hund, der durch gezielten Einsatz positive Auswirkungen auf das Erleben und Verhalten von Menschen erzielen soll. Der Hund hilft durch seine Anwesenheit und ist Teil des therapeutischen Konzepts. Häufig wird von einem Therapiebegleithundeteam gesprochen, wenn Hundebesitzer und Hund eine spezifische Ausbildung durchlaufen haben, da die therapeutische Wirkung von Hund und Mensch nicht getrennt werden kann."[14]

Der Besuchshund unterscheidet sich demzufolge vom Therapiebegleithund nicht in seiner Ausbildung, die kann unter Umständen sogar gleich sein, sondern von der Arbeit seiner Menschen mit ihm. Ein Besuchshundeteam verfolgt kein thera-

---

[14] vgl. Wohlfarth/Mutschler „Praxis der hundegestützten Therapie" Grundlagen und Anwendung S. 30.

peutisches Ziel und ist nicht Bestandteil eines therapeutischen Konzepts. Und der Hundeführer ist kein Therapeut bzw. Pädagoge.

Ein Grundbaustein von KiDeTi ist es, die tiergestützte Arbeit als eine Therapieform bei Demenz einzusetzen und den Kindern in unseren Projekten näherzubringen. Und das kann nur ein Therapeut mit seinem ausgebildeten Therapiebegleithund.

Für unseren Verein ist es deswegen auch wichtig zu wissen, wie das Mensch-Hund-Team zusammenarbeit, und wie die Ausbildung zum Therapiebegleithundeteam aussah.

Inhalte wie zum Beispiel

- ► Methoden der tiergestützten Intervention
- ► salutogenetische Wirkung der tiergestützten Intervention
- ► Evaluation von Prozessen und Ergebnissen der tiergestützten Intervention
- ► Grundkenntnisse in der Ethologie, der Ethik, der artgerechten Haltung
- ► Standards der Hygiene und der Gesundheit für Mensch und Tier

- ▶Grundlagenwissen zur Organisation tiergestützter Therapie
- ▶Grundlagenwissen in der Mensch-Tier-Beziehung
- ▶Training mit dem Hund
- ▶kynologische Aspekte
- ▶veterinärmedizische Aspekte
- ▶Tierschutz

Diese Inhalte sollten unbedingt Bestandteil in der Ausbildung des Therapiebegleithundeteams sein. Außerdem sollten KiDeTi-Projektteams (Therapiebegleithundeführer und sein Hund) bereits in ihrem Fachgebiet tiergestützt therapeutisch arbeiten und ausreichend Erfahrungen haben. Der Verein möchte den beteiligten Schulen und Altenheimen im KiDeTi-Projekt einen hohen Qualitätsstandard sichern. Das ist uns sehr wichtig. Unsere bisherigen Teams sind besonders auf dem Gebiet der Gerontopsychiatrie und Altenpflege, im Speziellen in der Arbeit mit demenzkranken Senioren, aber auch in der Arbeit mit Kindern erfahrene Therapiebegleithundeteams.

Ein erfahrenes Therapiebegleithundeteam berichtet über Möglichkeiten und Grenzen der tiergestützten Arbeit

<< Interview >>

Mein Name ist Dr. Franziska Schlepper. Ich bin Mitte 50, verheiratet und habe zwei erwachsene Kinder. Ich lebe südlich von Kassel am Edersee. Ich habe Medizin studiert und bin über die Allgemeinmedizin und Psychiatrie schließlich zur Psychosomatik gekommen. Bis vor einem Jahr habe ich in Teilzeit in einer Rehabilitationsklinik mit traumatisierten Frauen gearbeitet. Seit über 20 Jahren erstelle ich zudem medizinische Gutachten für den medizinischen Dienst der Pflegeversicherungen. Dadurch komme ich mit vielen alten Menschen und deren ganz spezifischen Bedürfnissen in Berührung.

Wie hast du von KiDeTi erfahren?

Dr. Franziska Schlepper: Über KiDeTi habe ich während der Ausbildung zum Therapiebegleithundeteam beim TBD e. V. erfahren. Die Ausbildung haben wir beim MITTT gemacht und die Prüfung im Januar 2016 bestanden.

Wie bist du zur tiergestützten Therapie gekommen? Stelle bitte auch Emma kurz vor.

Dr. Franziska Schlepper: Auf die tiergestützte Therapie wurde ich durch meine Tochter aufmerksam, die in England lebt. Dort wird diese Form der Therapie schon lange mit viel Erfolg eingesetzt. Als meine Tochter mir erzählte, dass sie in Schulen und Altenheimen miterlebt hatte, wie effektiv und hilfreich die Arbeit mit Hunden sein kann und was diese bewirken können, begann ich, mich damit auseinanderzusetzen, recherchierte im Internet und war im wahrsten Sinne des Wortes angesteckt. Mit Tieren zu arbeiten hätte mich zwar schon immer gereizt, eine Möglichkeit, dies mit meinem Beruf als Ärztin zu vereinbaren, hatte ich bis dahin aber noch nicht gesehen. Mein Mann und meine Freunde ermutigten mich zu diesem Schritt, hatten wir doch alle unter dem Tod unserer Hündin zwei Jahre zuvor gelitten. Und dann kam Emma in unser Haus, ein „Restposten“, den der Züchter nicht auf Anhieb verkaufen konnte, da vom Wesen her sehr ruhig und zurückhaltend, so gar nicht quirlig und verspielt wie die Geschwister. Was für ein Glück für uns. Wie alle Hundeeltern haben wir uns auf Anhieb in dieses leicht verängstigt wirkende Bündel Fell verliebt. Emma ist ein Flat Coated Retriever-Australian Shepherd-Mix und heute drei Jahre alt. Sie ist eine selbstsichere, junge Dame, liebt Kopf- und Nasenarbeit, trägt ständig etwas im Fang und hat den Schalk im Nacken. Fremden gegenüber hält sie sich zunächst zurück und wartet ab, anderen Hunden gegenüber ist sie sicher und souverän.

Welche Erfolge/Misserfolge sind dir von deinen Einsätzen in Erinnerung geblieben? Gibt es Grenzen in der tiergestützten Therapie?

Dr. Franziska Schlepper: Erfolge: Emma erreicht die Patienten da, wo mir das nicht mehr gelingt. Sie öffnet mir eine Tür zu den Klienten oder animiert sie zu Tätigkeiten, die sie mit mir nicht machen würden. Klienten erzählen dem Hund eher als mir, was sie bedrückt. Die zwischenmenschliche körperliche

Distanz wird unwichtig, Emma darf auf den Schoß oder mit ins Bett genommen werden, sie darf geknuddelt und geherzt werden. Mit ihr macht das Memoriespielen wieder Spaß, auch Ballspiele oder Gymnastik sind nicht mehr langweilig. Sie spürt, in was für einer Stimmung ihr Klient ist, motiviert ihn bei Unlust oder bremst ihn bei zu viel Elan. Sie weiß, was sie zu tun hat, wenn er niedergeschlagen oder aggressiv ist. Sie bringt Menschen, die kaum noch sprechen wieder zum Reden und scheinbar Teilnahmslose reagieren auf ihr Kommen mit einem Lächeln. Sie lindert spastisch gelähmte Körperteile, indem sie sie ausgiebig mit der Schnauze oder Pfote stupst oder leckt. Sie gibt Bettlägerigen Wärme und Zuneigung, indem sie still und abwartend an deren Körper liegt und sich anfassen lässt, auch wenn dies schon mal unbeholfen passieren kann.

Wir fördern die Feinmotorik, indem der Bewohner gemeinsam mit Emma nach Murmeln sucht, die in einem Schnüffelteppich versteckt sind. Gleichzeitig kann die Merkfähigkeit trainiert werden, da der Bewohner sich an den verschiedenen Farben des Teppichs orientieren kann. Durch einfache Trickübungen, die Emma erlernt hat, wie z. B. um die Beine laufen oder das Aufheben heruntergefallener Leckerli, die Emma nicht fressen darf, fördern wir die Grobmotorik und das Gleichgewicht. Überhaupt ist es für die Bewohner immer wieder toll, wenn der Hund auf das, was sie sagen, hört und sich setzt oder legt, abwartet oder kommt. Bewohner, die ja niemanden mehr versorgen müssen oder dürfen, lieben es, wenn sie dem Hund ein Leckerli aus ihrer Hand geben können.

Beispiele: Emma hat einem Bewohner die Angst vor Hunden genommen. Vor einem Jahr noch wurde dieser panisch, wenn sie in den Raum kam, heute kann er den Besuch kaum noch erwarten und füttert sie aus der Hand.

Durch ihre bloße Anwesenheit und Ruhe hat sie einer Bewohnerin über eine Panikattacke (akute Atemnot bei chronisch obstruktiver Lungenerkrankung) hinweggeholfen.

Eine Bewohnerin, die seit Jahren nicht mehr nach draußen gegangen war, geht jetzt wieder wöchentlich einkaufen, da sie „für Emma doch Leckerli haben muss".

Eine Bewohnerin, die in ihren Schmerzen verhaftet ist, vergisst diese bei Emmas Besuch und erzählt ihr über ihr Leben, wird heiter und lebensfroh.

Bei einer Bewohnerin, die stundenlang und ungezielt ihren Schrank ein- und ausräumt, kommt es durch dosierte Spaziergänge, bei denen sie den Hund führt, zu einer für den Rest des Tages andauernden Beruhigung.

Eine somnolente Bewohnerin, die kaum noch auf Außenreize reagiert, tastet nach Emma und krallt sich in ihrem Fell fest, wenn sie auf ihrem Bett liegt. Manchmal öffnet sie sogar die Augen oder lächelt.

Misserfolge: Hatten wir bisher keine, allerdings gab es einzelne Abbrüche der Therapie. Hierbei spielte immer die Chemie zwischen Hund und Klient eine Rolle, die nicht stimmig war und die Zusammenarbeit unmöglich machte. Emma signalisierte jedes Mal ganz eindeutig über Beschwichtigungssignale und Rückzug in den hintersten Winkel des Raumes Antipathie, hatte keine Lust zu arbeiten und die Therapieeinheit wurde zu einer zähen Angelegenheit. Grenzen der tiergestützten Intervention entstehen da, wo der Mensch und der Hund nicht miteinander arbeiten können und/oder wollen, oder wenn der Hund sich mit der Aufgabe überfordert zeigt. Ein Mitspracherecht des Hundes bei der Auswahl der Klienten ist daher essentiell und ein Hinwegsetzen darüber Tierquälerei.

Außerdem sollte der Therapeut nur das angestrebte Ziel vorgeben und der Hund entscheidet selbst über den einzuschlagenden Weg – enge Bindung zwischen Hund und Halter, guter Grundgehorsam und Verlässlichkeit sowie vorab definierte Grenzen vorausgesetzt.

Warum sollte man wie KiDeTi Kinder und demenzkranke Senioren deiner Meinung nach überhaupt zusammenbringen?

Dr. Franziska Schlepper: Heutzutage leben Kinder und Senioren nicht mehr in großen Familienverbänden, sodass die speziellen Bedürfnisse der beiden Altersgruppen der jeweils anderen nicht mehr geläufig sind. Das Verständnis füreinander muss erhalten und gestärkt, vorhandene Vorurteile abgebaut werden. Die Symptome einer Demenz sind schwer zu fassen, beängstigend und vielleicht sogar abstoßend. Kinder können diesen doch eigentlich so physiologischen Prozess nur als solchen begreifen, wenn sie mit demenzkranken Senioren in spielerischen Kontakt kommen. Sie können nur dann Nachsicht walten lassen, wenn sie verstehen, was es mit dem Vergessen auf sich hat, wenn sie unmittelbar und ungefiltert mit dem „ungewöhnlichen" Verhalten des Kranken in Kontakt kommen. Das aber passiert kaum noch, obwohl Kinder durchaus in Seniorenwohnanlagen gehen, dann aber, um etwas vorzuführen und die alten Menschen zu unterhalten. Ein richtiges Miteinander entsteht daraus nicht. Die Senioren sehen im Besuch der Kinder eine quirlige und lebendige Abwechslung ihres Heimalltags. Die Kinder wiederum nehmen die Senioren nur als Zuschauer wahr. Beide Seiten profitieren zwar, kommen sich aber nicht näher. Damit der Kontakt zueinander nicht verloren geht oder wieder entsteht, und die Bedürfnisse des jeweils anderen begriffen und akzeptiert werden, könnten Projekte wie KiDeTi über den Mittler Hund beitragen. Beide Seiten wollen etwas mit dem Hund unternehmen. Also warum nicht miteinander mit dem Hund spielen, etwas für den Hund backen oder basteln, mit und über den Hund sprechen und von dem eigenen Hund erzählen, das Wesen Hund mit all seinen Vor- und Nachteilen besser kennenlernen und sich gegenseitig verstehen? An Ideen mangelt es sicherlich nicht und schon war es ein abwechslungsreicher und vor allem aktiver Nachmittag. Vielleicht entstehen hieraus echte Freundschaften, vielleicht besucht das ein oder andere Kind „seine Oma“ regelmäßig? Vielleicht beginnt es, die Arbeit der Altenpflege mit ihrer enormen körperlichen wie seelischen Belastung besser wertzuschätzen.

Warum ist es so wichtig, ausgebildete Teams in der tiergestützten Therapie und im speziellen bei KiDeTi einzusetzen?

Dr. Franziska Schlepper: Die Teams sollten sich in einem hierfür geeigneten Zentrum ausbilden lassen, da sie – sollten sie therapeutisch arbeiten – wissen müssen, was sie tun. Therapeutisch, aber auch pädagogisch arbeiten heißt: einen Therapieplan erstellen, den Weg dorthin kennen, Zwischenziele dokumentieren und Erfolge oder Misserfolge reflektieren und analysieren können. Der Hund kann also nicht therapeutisch bzw. pädagogisch arbeiten, er ist und bleibt immer Hund. Er kann aber ein sehr wertvoller Begleiter und eine nicht unerhebliche Unterstützung für den Therapeuten oder den Pädagogen sein, der den Hund zielführend und effektiv in seine Arbeit integriert. Primär entscheidend für die Qualifikation des Mensch-Tier-Teams ist also die Ausbildung des Hundeführers zum Therapeuten oder Pädagogen, der sich dann, zusammen mit seinem Hund, für ein fachbezogenes tiergestütztes Arbeiten weiterbildet.

Und hierdurch unterscheidet sich das therapeutisch/pädagogische Hundeteam auch von den Besuchshundeteams, die sehr gute Arbeit leisten und viel Freude in den Alltag bringen, aber eine ganz andere Zielsetzung haben. Um bei Senioren und Kindern etwas professionell – auf hohem Niveau und ohne seelischen Schaden vor allem bei den Kindern – bewirken zu können, müssen die Teams gut ausgebildet und für die anspruchsvolle Arbeit qualifiziert sein. Demenzkranke Senioren können schwierig und unberechenbar sein. Kinder wiederum können durch unerwartete Begegnungen psychisch aus der Bahn geworfen werden. Grundsätze von Physiologie und Psychologie von Mensch und Hund, krankheitsspezifische Eigenarten der Demenz und Behandlungsmöglichkeiten sowie entwicklungsrelevante Aspekte des Heranwachsenden mit den damit verbundenen pädagogischen Vorgehensweisen sollten daher in Ansätzen vorhanden sein. Das

Wissen um die zu erwartende Problematik, Einfühlungsvermögen in die beteiligten jungen und alten Menschen, ggf. eine Deeskalationsstrategie und die richtige Nachbereitung einer Therapieeinheit sind essentiell. Hygienische Aspekte müssen bekannt sein. Damit es nicht zu Zwischenfällen mit vielleicht ungünstigem Ausgang kommt, muss der Hundehalter über ein fundiertes Hintergrundwissen verfügen, bevor er tiergestützt und gleichermaßen mit Kindern und Demenzerkrankten arbeitet. Um eine gute und solide Ausbildung kommen er und sein Hund also nicht herum. Der Hundehalter sollte seinen Hund gut kennen und sich auf ihn verlassen können. Er muss bei seinem Hund Unlust, Überforderung und Müdigkeit jederzeit erkennen können und wissen, wann er seinem Hund zu viel zumutet. Gemeinsam müssen sie beruflich relevante Arbeitstechniken erlernt haben und über Arbeitsmethoden verfügen, mit denen sie auch therapeutisch arbeiten wollen. Sie sollten bereit sein, sich als Mensch-Hund-Team regelmäßig supervidieren zu lassen.

Warum bist du ein Teil von KiDeTi?

Dr. Franziska Schlepper: Die Zielsetzung, eine Verständigungsbrücke zwischen Jung und Alt zu bauen, und dies in Verbindung mit einem Hund, hat mich begeistert. Wir alle können nur davon profitieren, driften doch die beiden Generationen immer weiter auseinander. Ich liebe Kinder und arbeite seit Jahren mit alten Menschen. Daher finde ich es spannend, zu sehen, was sich aus solch einem Projekt entwickeln kann bzw. wird. Ich glaube sehr wohl, dass Kinder die Problematik des Alterns erfassen können und im Rahmen solch eines Projektes wieder mehr Zugang zu einem für sie zunehmend verschlossenen Bereich bekommen können.

Siehst du das Projekt auch noch in der Zukunft?

Dr. Franziska Schlepper: Sollten die Pflegeberufe weiterhin so wenig wertgeschätzt werden wie derzeit, werden Projekte wie KiDeTi zunehmend an Bedeutung gewinnen. Die Pflegekräfte arbeiten schon jetzt am Limit und darüber hinaus fehlt es an Nachwuchs und Pflegeroboter sind in aller Munde. Wer will denn da noch Wärme und Licht in den Heimalltag bringen? Wer will denn da noch in die

Pflege gehen? Wer will die vorhandenen Pflegekräfte entlasten? Immer mehr Alte, immer weniger, die sich darum kümmern. Wo soll das hinführen, wenn es nicht ein paar wenige Enthusiasten gibt, die neue Wege einschlagen wollen? Ich glaube, KiDeTi könnte genau hier eine Lücke füllen.

Was möchtest du erreichen mit einem KiDeTi Projekt?

Dr. Franziska Schlepper: Ja, was will ich erreichen? Das, liebe Bärbel, ist ziemlich schwer zu beantworten. Vielleicht mehr Verständnis füreinander und mehr Menschlichkeit. Vielleicht mehr Wärme und Licht im Altenheim und mehr Nachsicht der jüngeren Generation. Ich weiß es selbst noch nicht, die Zeit wird es zeigen.

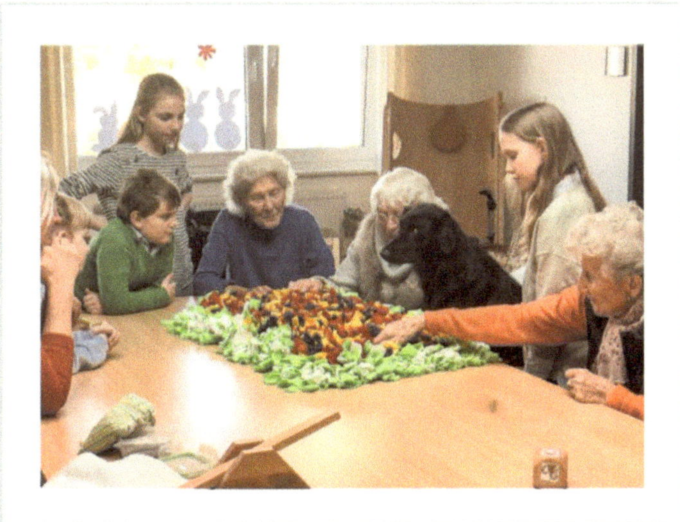

6

Projekt, Verein, eingetragener Verein? Wie geht es weiter mit der Idee?

Ist Ihr Pilotprojekt gut gelaufen und war die Evaluierung ebenfalls positiv, dann sollten Sie spätestens jetzt überlegen, wie es mit Ihrer Idee weitergehen soll.

Es gibt mehrere Möglichkeiten. Zum einen kann man das Projekt mit Ihrer Idee als „tiergestütztes Projekt" belassen und weiter so durchführen – immer unter dem Titel des Projekts. Oder Sie überlegen sich, einen Verein oder sogar einen eingetragenen Verein zu gründen.

Sie sollten diese Entscheidung mit Ihren Mitstreitern, Freunden oder Kollegen gründlich besprechen und abwägen. Sollten Sie noch keine Mitstreiter an Ihrer Seite haben, heißt es spätestens jetzt, sich unter Kollegen und den entsprechenden Netzwerken oder in Ihrer Ausbildungsstätte jemanden zu suchen, der Sie unterstützen könnte. Denken Sie bitte daran, dass Sie aus vielen Bereichen Unterstützung brauchen, z. B. aus dem Marketing und aus dem juristischen Bereich. Umso mehr Experten Sie für Ihre Idee gewinnen können, desto qualifizierter können Sie in Ihrem Verein arbeiten.

Einen Verein ohne Vereinseintragung zu gründen, ist mit keinem großen Aufwand verbunden. Allerdings empfehle ich – wenn die Entscheidung steht, einen Verein zu gründen – einen eingetragenen Verein zu gründen. Einen eingetragenen Verein zu gründen heißt, dass Sie dafür bestimmte Voraussetzungen erfüllen müssen. Da sind z. B. die gesetzliche Vorgabe für die Anzahl der Gründungsmitglieder, die Erstellung einer Vereinssatzung und ggf. die Beantragung einer Gemeinnützigkeit beim regionalen Finanzamt erforderlich.

Vorteile eines eingetragenen Vereins liegen in der Wertigkeit gegenüber zukünftigen Sponsoren, Unterstützern und Kooperationspartnern. Mit einem eingetragenen Verein, bei dem auch noch die Gemeinnützigkeit vom Finanzamt bestätigt wurde, kann man die Ernsthaftigkeit Ihrer Bemühungen hinsichtlich Ihres Projekts erkennen. Ein ganz „normales" Projekt ist zwar toll und anerkennenswert, aber da kann es schwer werden, Unterstützer und Kooperationspartner zu finden. Ein weiterer Vorteil wäre, durch die Bestätigung einer Gemeinnützigkeit Spendengelder für den Verein zu sammeln. Denn so könnten auch Spendenbescheinigungen vom Verein ausgestellt werden, welche bei der Steuererklärung dann geltend gemacht werden können. So kann man das Spenden noch attraktiver gestalten.

Ebenso wichtig ist es, Ihre Arbeit in den entsprechenden Bereichen bekannt zu machen. Ggf. kann ein Kurs an der VHS, den Sie selbst geben, von Vorteil sein. Alternativen sind Kurse bei zentralen Bildungsträgern wie Pflegeschulen oder Weiterbildungseinrichtungen für Pädagogen.

Gute Hundeschulen sind übrigens auch immer sehr dankbar, wenn jemand über seine Erfahrungen in der Arbeit mit seinen Hunden berichten kann. Nutzen Sie alle Netzwerke, die Ihnen einfallen, damit Ihre Idee so viele Menschen wie möglich erreicht. Hierüber finden Sie auch immer wieder neue Mitstreiter.

In unserer Arbeit hat es sich außerdem gezeigt, dass die preiswerteste Variante, z. B. beim Erstellen eines Vereinslogos, nicht wirklich die bessere ist. Natürlich hat man gerade zu Beginn wenig finanzielle Mittel zur Verfügung, und man versucht, an allen Ecken und Kanten bei der Vereinsgründung – und dann auch später in der Arbeit – kostengünstig zu bleiben. Aber wägen Sie bitte immer genau ab, wo es sich rentieren könnte, wenn man ein paar mehr Euro investiert.

Beispiel: die Geschichte zur Gründung des KiDeTi e.V.

Wenn mir jemand vor fünf Jahren gesagt hätte, dass ich mal einen Verein gründen würde, hätte ich ihn wahrscheinlich lächelnd angeschaut und mir meinen Teil über seinen Gemütszustand gedacht. Dabei ist die Gründung eines Vereins noch nicht mal das Schwierigste. Die richtige Herausforderung kommt erst, wenn man den Verein am Laufen halten möchte – und nicht nur gerade mal so am Laufen, sondern mit der bestmöglichen Umsetzung aller Ziele, die man sich einmal gesetzt hat. Und es kommen immer wieder neue Ziele dazu.

Wie schon beschrieben, entstand die Idee zu dem Projekt in der Zusammenarbeit mit der Demenzklinik des Katharinenhofes in Fredersdorf. Dass es aber zur Gründung des Vereins kam, daran waren dann noch viele weitere, liebe Menschen beteiligt. Unser Pilotprojekt hat nicht nur den Kindern Spaß gemacht, sondern auch mir. Das war genau *meine* Arbeit mit Senioren und Kindern.

Meine Hunde ebenfalls mit in das Projekt zu integrieren, gab mir das Gefühl, beruflich am Ziel zu sein. Am Ziel zu sein, aber dennoch Gestaltungsraum für viele weitere, neue Ideen zu haben. Dieses Gefühl, wirklich etwas bewegen zu können, Menschen tatsächlich zu erreichen und vielleicht auch noch mehr Menschen für dieses Projekt zu begeistern – dieses Gefühl gibt mir tatsächlich die Kraft, die man für dieses Projekt braucht.

Zu jedem Zeitpunkt gab es Menschen in meinem Umfeld, die mir Mut gemacht haben, die neue Ideen mit eingebracht haben und tatkräftig mitmachten, und immer noch mitmachen. Das Pilotprojekt führten wir, wie bereits berichtet, in Fredersdorf und Neuenhagen bei Berlin durch. Die Planungen für ein weiteres Projekt mussten dann aber leider wegen unseres privaten Umzugs nach Ostfriesland abgesagt werden. Aber wir hatten bis dahin bereits viel erreicht.

So gab es z. B. bereits das Grundgerüst für ein KiDeTi-Konzept und ein tolles Logo, mit dem uns eine Grafikerin aus Berlin unterstützt hatte. Darauf konnten wir weitere Projekte aufbauen. Von unserem großen Erfolg des Pilotprojektsberichtete ich meinen Kolleginnen und teilte mit, dass es mein

Traum wäre, so etwas noch weiter auszubauen und fortzuführen. Eine Kollegin, eine Logopädin, war ebenfalls ganz begeistert von diesem Plan und bot sofort ihre Unterstützung an. Ihre Ideen waren sehr wertvoll und hilfreich, wie z. B. den Schutz der Bild- und Wortmarke von KiDeTi beim Patentamt zu beantragen. Sie motivierte mich, weiter zu machen, auch wenn ich manchmal kurz vor dem Aufgeben war. Aber leider endete unsere Zusammenarbeit dann später, weil es zwischenmenschlich bei uns nicht funktionierte. Ich will damit sagen, dass auch solche Begegnungen im Leben dazugehören – und gerade, wenn man neue Wege bestreiten will.

Man lernt bei neuen Projekten immer wieder viele neue Menschen kennen und muss dann einfach schauen, wie eine gegenseitige Zusammenarbeit aussehen kann, und ob es auch zwischenmenschlich passt. Nun bin ich kein Mensch der Schwierigkeiten hat, Kontakte zu knüpfen. Deswegen habe ich relativ schnell weitere liebe und kompetente Menschen gefunden, die KiDeTi voranbringen wollten. Ich brauchte auch keine große Überzeugungsarbeit leisten oder Überredungskünste an den Tag legen – KiDeTi sprach und spricht für sich. Und dennoch ging es für mich bei den

Planungen immer zwei Schritte vor, einen Schritt zurück. Letztendlich ging es dann aber konsequent immer einen Schritt voran. Schritt für Schritt. Nur mein Mann hatte Bedenken zum Anfang, ob so ein Projekt mit diesem Umfang überhaupt umsetzbar sei. Doch unser Pilotprojekt belehrte ihn eines Besseren. Es gab Zeiten, da bekam aber auch ich Angst vor meiner eigenen Courage. Vielleicht reicht ja auch ein Projekt? Muss es denn überhaupt ein Verein werden? Ja, das musste es!

Und dass es soweit kam, daran haben eigentlich die zwei Juristen aus unserem Verein Schuld. Die beiden waren so begeistert von der Idee, die hinter KiDeTi steht, dass sie auf jeden Fall eine Vereinsgründung für notwendig hielten. Mit ihrem juristischen Wissen waren sie eine der wichtigsten Grundpfeiler der Vereinsgründung.

Wenn ich meine Zukunftsvisionen vorsichtig mit ihnen austauschte, dann hatte ich manchmal schon damit gerechnet, dass sie mich bestimmt wieder auf den „Boden der Realität" zurückholen würden. Aber nein, im Gegenteil. Sie bestärkten und unterstützten mich bei der Umsetzung. Und das tun sie zum Glück immer noch.

Ich hatte die Vision, Generationen zu

verbinden, aber ohne die vielen lieben Menschen, die mich auf ihre Art unterstützten und noch unterstützen, wäre es nur eine Vision geblieben. Man braucht Menschen, die diese Vision teilen, sonst wird es sehr schwierig, die Kraft, die man dafür braucht, alleine aufzubringen.

Als wir am 18.11.2017 die Gründungsversammlung des KiDeTi e.V. hier in Ostfriesland durchführten, und wir mehr Gründungsmitglieder waren als eigentlich erforderlich, war es ein riesiger Erfolg für unsere bisherige Arbeit.

Als Gründungsmitglieder hatte ich mir eine Art Expertengremium vorgestellt, also aus jedem Gebiet mindestens eine/n kompetente/n Fachmann/-frau. Schneller, als ich es mir hätte träumen lassen, hatte ich meine Experten zusammen. Ich brauchte keine große Überzeugungsarbeit leisten, denn alle sagten spontan ihre ehrenamtliche Unterstützung zu. Dazu gehörten zwei Tierärzte, Pädagogen, Ergotherapeuten, Hundetrainer, Krankenschwestern, Juristen, Humanmediziner und weitere Experten.

Doch nur von den spontanen Zusagen zu berichten, wäre nicht ganz ehrlich. Denn natürlich gab es auch Personen, die ihre Zweifel an der Umsetzbarkeit des Projekts hatten. Aber auch diese

Zweifel haben uns vorangebracht, denn sie sprachen u. a. Punkte an, mit denen wir uns so noch gar nicht ausreichend beschäftigt hatten. Zum Beispiel galt es, die Finanzierung des Projekts zu klären, denn das Pilotprojekt in Fredersdorf/Neuenhagen war noch ehrenamtlich und für die Einrichtungen kostenlos gelaufen. Trotzdem, und das sage ich auch ganz ehrlich, haben wir nicht mit den Zweiflern zusammengearbeitet.

Ich wusste, dass es gerade in der ersten Zeit des Projekts viele Probleme geben wird, die es in der Zukunft zu klären gilt. Aber die aktuellen Fragen zu klären, hatte für mich oberste Priorität. Alles andere hätte uns nur behindert. Probleme wird es bestimmt noch genug geben und die werden dann gelöst, wenn sie auftreten. Mein Mann sagt immer, dass zu einer meiner Charaktereigenschaften gehört, dass ich negative Sachen einfach ausblenden oder „nach hinten schieben" kann. Er kennt mich ziemlich gut. Aber die meisten Probleme haben es leider an sich, nicht einfach so zu verschwinden – es sei denn, man löst sie nachhaltig.

Anfang 2018 wurde die Gemeinnützigkeit unseres Vereins durch das Finanzamt bestätigt. Ende Februar 2018 erfolgte dann auch die Eintragung von

KiDeTi e. V. im Amtsgericht. Es war ein bewegender Moment für mich, die Vereinseintragung in den Händen zu halten. Das war der Beginn von einem Verein, der das Potential hat, etwas sehr Großes zu erreichen. Mit der Eintragung des Vereins und der großen Resonanz in der Presse kamen dann auch Schulen, Altenheime und weitere Kollegen, die KiDeTi durchführen möchten, auf uns zu. Außerdem sicherte uns die DEVK Versicherung ihre Unterstützung und Zusammenarbeit dankenswerterweise zu.

Ganz stolz sind wir ebenfalls auf die Unterstützung von alsa-Hundewelt, die uns beim Aufbau des Vereins hilfreich zur Seite stand.

Aber auch weitere Kollegen, welche tiergestützt arbeiten, unterstützen uns bereits aktiv, denn es gibt noch eine Menge Arbeit.

Was bisher erreicht wurde (Zusammenfassung):

- ► Bild- und Wortmarke ist geschützt
- ► KiDeTi hat ein eigenes Logo
- ► eigener Auftritt in den sozialen Netzwerken und eigene Homepage

- ▶ein ambitioniertes Konzept
- ▶erfolgreiche Durchführung eines Pilotprojekts
- ▶kompetente Unterstützer
- ▶Aufbau eines Netzwerkes
- ▶Bestätigung der Gemeinnützigkeit
- ▶Eintragung des Vereins beim Amtsgericht

Dafür, dass es den Verein noch nicht mal ein halbes Jahr gibt, ist das schon eine Menge – und das ist dem unermüdlichen, ehrenamtlichen Einsatz und dem tollen Engagement unserer Mitglieder zu verdanken.

KiDeTi e. V. Kinder- Demenz und Tiere

Der gemeinnützige Verein wurde am 18.11.2017 in Großefehn-Felde, Ostfriesland gegründet. Elf Gründungsmitglieder kamen an dem Tag aus ganz Deutschland angereist, um die Gründung des Vereins zu beschließen. Im Vorstand sind außer mir noch ein Rechtsanwalt, eine Soldatin, eine Hundetrainerin und eine Ergotherapeutin. Zweck des Vereins ist die Förderung der Jugend- und Altenhilfe, insbesondere im öffentlichen Gesundheitswesen, die Unterstützung hilfsbedürftiger Personen, insbesondere Kinder und Demenzkranke, Bildung und Erziehung, insbesondere die Achtung und der respektvolle Umgang von Menschen mit den Tieren.

Weiteres Ziel des Vereins ist die Förderung der generationenverbindenden Zusammenarbeit, insbesondere zwischen Kindern und demenzkranken Senioren.

Der Verein will als Kommunikator zwischen Schulen oder Kindereinrichtungen und Altenheimen agieren. Zertifizierte Therapiebegleithundeteams (Mitglieder des KiDeTi e. V.) werden als Projektleiter eingesetzt und sind für die Durchführung der Projekte verantwortlich. Bei der Umsetzung der Projekte steht der Verein seinen Teams hilfreich, beispielsweise durch Bereitstellung von Unterrichts- und Projektmaterialien, zur Seite. Möchte z. B. eine Schule aus Frankfurt am Main ein Projekt durchführen, organisiert der Verein die dazu passende Schule und ein Therapiebegleithundeteam vor Ort, welche das Projekt realisieren kann und möchte.

KiDeTi e. V. finanziert sich durch Mitgliedsbeiträge

und Spenden. Um selbst ein Projekt durchführen zu können, muss man Mitglied im Verein werden. Dazu sollte man einen formlosen, schriftlichen Antrag an kideti.verein@gmail.com senden, inklusive Kopien des Berufsabschlusses, der Ausbildungsurkunde als Therapiebegleithundeteam und der Urkunde des geprüften Therapiebegleithundes.

Welche Möglichkeiten sieht eine Ergotherapeutin in der Mitarbeit im Verein?

Ich stelle mich vor, meinen beruflichen Werdegang und wie ich zu meinen Hunden und auf die tiergestützte Arbeit kam.

Mein Name ist Gesa, ich bin 34 Jahre alt, lebe von Geburt an im schönen Ostfriesland und bin von Beruf Ergotherapeutin. Vor 15 Jahren begann ich meine Ausbildung zur Ergotherapeutin. Diesen Job lernte ich durch Zufall durch eine Mutter kennen, bei der ich immer auf das Kind aufpasste. Während meiner Ausbildung verdiente ich mir Geld in der Werkstatt für behinderte Menschen dazu. Ich arbeitete im Wohnbereich und danach betreute ich behinderte Kinder und Erwachsene. Dann arbeitete ich zwei Jahre in einer Praxis und sammelte dort meine ersten Erfahrungen in meinem Beruf. Ich besuchte mehrere Fortbildungen und qualifizierte mich noch zum Thema Bobath.

Dann ergab sich 2006 eine neue Stelle für mich, in der Psychiatrie einer Tagesklinik. Hier arbeitete ich fast 10 Jahre. In dieser Zeit ging ich regelmäßig zu Fortbildungen für Ergotherapeuten. Dort lernte ich das erste Mal tiergestützte Therapie und einen Therapiebegleithund kennen. Dieses Thema faszinierte mich so sehr, dass ich mich mehr damit befasste, einen Hund in der Ergotherapie und in der Psychiatrie einzusetzen. Zu dem Zeitpunkt hatte ich noch keinen Hund, dennoch kannte ich mich damit aus, da ich mit Hunden aufgewachsen war. Ich berichtete meinem Chefarzt davon und stellte einen Antrag auf Genehmigung, dass ich mir einen Hund kaufen, ihn ausbilden lassen und ihn regelmäßig mit zur Arbeit nehmen würde. Mein Chef war angetan von dieser Idee und gab mir die Genehmigung. Für meine Kollegen war dies nicht einfach, da sie sich nichts darunter vorstellen konnten. Im Januar 2014 erzählte mir meine Mutter, dass ihre Bekannte Hundewelpen bekommen hatte, Labrador-Mixe. Ich schaute sie mir an und verliebte mich in meinen Gismo, einen Deutsch-Kurzhaar-Labrador-Mix.

Als ich mir Gismo aussuchte, war es eher so, dass er mich aussuchte, wie es in den meisten Fällen so ist. Aber als ich dann die Ausbildung zum Mensch-

Hund-Team begann, habe ich gelernt, dass es verschiedene Kriterien bei der Auswahl eines solchen Hundes gibt, wovon ich bis dato keine Ahnung hatte. Aber so war es nun eben und ich bin froh, dass er es geworden ist, denn ich habe sehr viel Herzblut in diesen Hund gesteckt. Auch ich musste viel lernen in dieser Zeit. Im Februar zog er dann bei mir ein, und wir begannen mit der Hundeschule und mit der großen Erziehung. Hier war es schwer, die richtige Hundeschule für mich auszusuchen, da ich kaum Vorstellungen hatte, was ich genau wollte. Was war wichtig für die Ausbildung, worauf sollte ich achten? Ich eignete mir viele Fachbücher an und las viel im Internet. Auch die Erziehung war die ersten 1,5 Jahre nicht einfach, Gismo war ein Energiebündel und ich musste mich erst in dem Ganzen finden. Wo stehe ich, was will ich und was vermittle ich meinem Hund? Mein Timing und meine Körpersprache waren anfangs nicht konform. Gismo und ich mussten uns finden, um ein Team zu werden, mit vielen Höhen und Tiefen. Jeder, der mich kannte, wusste es besser und gab mir Tipps in der Hundeerziehung – bis ich dann nur noch auf mein Bauchgefühl, meine Strukturen und auf meine Ausbilderin hörte. Ihr bin ich bis heute noch dankbar, denn sie hat mich zu dem gemacht, was ich heute bin. Sie hat alles das herausgeholt, was schon Jahre in mir schlummerte und ich lernte erst bei ihr, meinen Hund richtig zu lesen.

Meine Ausbilderin lernte ich im April 2014 kennen, in der Ausstellung „Mein Hund“ in Leer. Dort lag ein Flyer über die Ausbildung zum Therapiebegleithund. Sie selbst züchtete schon seit einigen Jahren Labradore und zog von Dortmund nach Bunde, um sich dort niederzulassen und ihre Zucht weiter auszubauen. Das erste Treffen war für mich sehr eingebungsvoll und ich werde es nie vergessen. Denn sie sagte mir, dass es viel Arbeit braucht, um aus Gismo und mir ein Mensch-Hund-Team zu machen. Gismo war zu diesem Zeitpunkt noch sehr unruhig, unstrukturiert und beachtete mich kaum. Er war schon immer sehr selbstständig.

Gismo begann die Ausbildung mit fünf Monaten und beendete sie im Sommer 2015 erfolgreich. Ich würde es immer wieder so machen, dadurch lernt der Hund schon früh seinen „Arbeitsplatz“ kennen, die Gerüche, den Ablauf, die Menschen.

Die Arbeit machte mir Spaß, ich erstellte eine eigene, tiergestützte Gruppe für die psychisch

Kranken, speziell auf ihre Krankheitsbilder zugeschnitten. Meine Klientel lernte sich selbst, ihre Körpersprache und die meines Hundes kennen, wie er auf sie reagierte und wie die Klientel auf Gismo wirkte.

Die Arbeit mit Gismo machte ich insgesamt noch zwei Jahre dort. Danach ergab sich ein neuer Abschnitt für mich. Ich hatte die Chance, wieder zurück an meinen Arbeitsplatz zu kommen. An diesem arbeitete ich früher während meiner Ausbildung mit Menschen, die schwerst mehrfachbehindert sind. Ich bekam den Job und durfte auch meinen Hund dort einsetzen. Anfangs arbeitete ich in der Freizeitgestaltung, plante Ausflüge, arbeitete am Wochenende und setzte meinen Hund gezielt ein: Angstabbautraining, einzelne Bewohner besuchen, gemeinsame Spaziergänge, Rollstuhltraining, den Hund führen dürfen. Die Bewohner, die Angst vor Gismo hatten, lernten so den Umgang und die Scheu ging verloren. Sie vertrauten mir und dem Hund, konnten Aufgaben mit ihm erfüllen und kuscheln.

Im Sommer 2017 kam dann Haley zu uns. Haley ist eine reinrassige Labradorhündin und das Gegenteil von Gismo. Haley bekam ich von meiner

Ausbilderin, die auch Labrador züchtet. Ich bekam sie im Alter von sechs Monaten, auch wieder durch einen Zufall. Geplant war noch kein zweiter Hund, aber wie das dann meistens so ist, das Schicksal meinte es anders mit mir.

Sie ist vom Charakter wesentlich ruhiger und ausgeglichener als Gismo es zu diesem Zeitpunkt war. Mit ihr kann ich anders arbeiten. Hier arbeitete ich viel mit Apportieren, den Rollstuhlfahrern Dinge in den Schoß legen, unterstützende Funktion bei den einzelnen Bewohnern, aber auch viel Körperkontakt, den Hund spüren und auch den Hund als Bindeglied zwischen dem Bewohner und mir zu nutzen, aber auch als Ruhepol. Mit ihr legte ich auch die Prüfung zum Therapiebegleithund ab und kann nun genauer schauen, welchen Hund ich wo und wie einsetzen kann. Dies erleichtert meine Arbeit allgemein, und ich kann so noch besser auf die Bedürfnisse eingehen – und auch auf die meiner Hunde, denn meine Hunde müssen nicht alles machen, und ich gucke eher individuell. Jede Arbeit wird auf den Hund abgestimmt und auf den Bewohner.

Wie hast du von KiDeTi erfahren und warum möchtest du mitmachen? Was denkst du, kann

KiDeTi erreichen? Warum, denkst du, ist es wichtig, nur zertifizierte Teams bei KiDeTi aufzunehmen?

Gesa: KiDeTi habe ich durch Zufall bei einer Infoveranstaltung zum Thema Therapiebegleithund und Besuchshund kennengelernt. Auf die Veranstaltung bin ich durch Zufall per Facebook gestoßen und so kam es, dass ich mich dort anmeldete und schließlich Bärbel Hommel und ihre Arbeit kennen und lieben lernte. Sie war mir von Anfang an sympathisch und ich wusste gleich, dass ich diese Arbeit weiter vertiefen und vor allem unterstützen möchte. So kam es, dass Bärbel mich eines Tages anrief und mich fragte. Ich brauchte keine Zeit zum Überlegen. Ich hatte gleich Ziele vor Augen, wollte mich einbringen und sie dabei unterstützen. So kam ich zu KiDeTi, kurz und schnell und ohne zu zögern. KiDeTi hat super Potential, es hier in Ostfriesland aufzubauen. Auch wenn es hier schwierig ist, bin ich davon überzeugt, von der ganzen Planung und Durchführung, dem Fachpersonal, das dort integriert wird, um es umsetzen zu können. KiDeTi kann uns zeigen, wie wichtig es ist, über das Alter nachzudenken und uns damit auseinanderzusetzen. Die heutige Jugend wird teilweise weit entfernt davon großgezogen und kaum damit konfrontiert. KiDeTi kann zwei verschiedene Generationen wieder zusammenbringen, und man kann dadurch viel erreichen. Deswegen ist es auch wichtig, dass nur zertifizierte Teams dies begleiten, allein schon wegen der Ausbildung, der Kenntnisse, wovon sie sprechen und die große Verantwortung, die auf solche Teams zukommt.

Sie müssen für alles offen sein und jedes Problem, das auftreten kann, durchgehen, aber auch beheben. Auch dafür, wie die Projekte aufgebaut sind, ist es wichtig, dass sie wissen, wovon sie sprechen, da sie es diesen Menschen und Kindern beispielhaft beibringen müssen.

Warum sollte man deiner Meinung nach Senioren und Kinder zusammenbringen?

Gesa: Wie ich oben bereits schrieb, denke ich, dass es ein wichtiges Zusammenspiel zwischen alten und jungen Menschen ist. Die jungen Leute kennen sich kaum mit den verschiedenen Krankheiten und dem Älterwerden aus, sie werden kaum noch damit konfrontiert. Ich finde, die Kinder können noch von den Senioren lernen, aber genauso auch umgekehrt.

Es ist wichtig, die Generationen immer wieder zusammenzuführen, damit die Kinder sich sowohl damit auseinandersetzen, aber sich auch auf die Senioren einlassen, Freud und Leid sind immer dicht beieinander.

Warum möchtest du so arbeiten, und gibt es Grenzen in deiner Arbeit, in der du die Hunde nicht einsetzen kannst?

Gesa: Als ich mich vor fünf Jahren mit dem Thema auseinandergesetzt habe, ist mir klar geworden, wie viel Freude mir die Arbeit mit Hunden bereitet – die intensive Arbeit mit dem Tier, wie sich daraus ein Mensch-Hund-Team bildet. Hier oben in Ostfriesland ist die tiergestützte Arbeit noch sehr unbekannt, keiner hat eine Vorstellung, wie diese Arbeit aussieht. Ich möchte diese Arbeit publik machen, mich engagieren, einbringen und den Menschen zeigen, wie hilfreich ein Tier in der Arbeit mit beeinträchtigten Menschen und mit Kindern sein kann. Allein schon um Ziele zu verfolgen, Menschen in ihren Beeinträchtigungen zu unterstützen, zu fördern. Bei psychisch kranken Menschen kann der Hund schon das verlängerte Sprachrohr sein und andere „Türen“ öffnen, als vielleicht der Mensch und Therapeut es kann. Tiere haben eine besondere Art und Weise, den Menschen Liebe und Nähe zu zeigen, sie haben keinen Anspruch an uns und lieben uns bedingungslos. Mein Leitspruch in der tiergestützten Arbeit von Hildegard von Bingen: „Gib dem Menschen einen Hund und seine Seele wird gesund.“ An diesen Spruch glaube ich und stehe dahinter, wenn ich mit meinen Hunden arbeite. Ich arbeite mit schwerstgeistig und körperlich behinderten Menschen, und auch hier gibt es Grenzen, wo ich meine Hunde nicht einsetzen kann. Der tägliche Kontakt mit vielen Bewohnern, die unterschiedlich laute Geräusche und verschiedene Bewegungen machen oder im Rollstuhl sitzen, fordert meinen Hunden eine große Aufmerksamkeit und Geduld ab. Deswegen benötigen sie ausreichend Ruhe. Es gibt verschiedene Aktivitäten und Bereiche, bei denen ich genau gucken muss, welchen Hund ich wie und wo einsetzen kann. Da wäre z. B. das Snoezelen: auf dem beheizten Wasserbett neben einem Bewohner liegen, ringsherum verschiedene Lichteffekte, Wassersäulen, etc. Dies kann nur mein großer Hund, für die Kleine ist das zu warm. Das wäre nur ein Beispiel von vielen.

Ich weiß auch, dass Gismo nicht so Lust auf Kinder hat, dies macht ihn sehr unruhig, hingegen die Kleine liebt dies sehr und zeigt dort eine innerliche Ruhe, die sie auch ausstrahlt. In meiner Arbeit mit behinderten Menschen gibt es Tage, an denen ich meine Hunde nicht mitnehmen kann, da es zu unruhig in der Gruppe ist. Da bleiben sie dann zu Hause. Ich kann immer individuell gucken und von Tag zu Tag planen, da ich sehr dicht an meinem Arbeitsplatz wohne. So ist es kein Problem, die Hunde auch zu tauschen oder sie bei zu viel Unruhe nach Hause zu bringen. Ich liebe meine Arbeit mit den Tieren und möchte sie nicht mehr missen und sie weiter ausbauen. Ich finde es sinnvoll und wichtig, um eine Bindung zwischen Mensch, Hund und Therapeut zu schaffen, in jeglicher Beziehung. Ob es nun mit Senioren, mit Kindern, mit schwerst mehrfachbehinderten Menschen, im psychiatrischen Bereich oder in Kliniken ist. In jedem der unterschiedlichen Bereiche ist es wichtig, mit Tieren zu arbeiten, ob es nun der Hund ist oder andere Tiere. Es gab mehrere besondere Erlebnisse, die ich schon mit beiden Hunden in unserer Arbeit erlebt habe. Da wäre das Snoezelen auf dem Wasserbett, wenn Gismo sich komplett an die Person anlegt, und sie die Wärme und den Druck des Hundes spüren kann und sich dabei total entspannt, sich ihre Spastiken lockern und sie völlig entspannt da liegt. Oder bei Personen mit Angst, die sich mittlerweile trauen, den Hund um sich zu haben und ihn zu streicheln. Oder Haley, die sich zu jeder Person einfach ankuschelt und ihr so Nähe gibt und ihre Zuneigung zeigt. Wenn sich ein Bewohner sportlich betätigt, aus sich herauswächst, was er vorher nicht getan hat, weil Haley ihm die Motivation gibt. Oder aber Personen, bei denen Haley das Gedächtnis ankurbelt, indem sie durch ihr Verhalten an frühere Geschichten erinnert. So fangen die Bewohner dann an, zu erzählen, und blühen auf. Das sind Erfolgserlebnisse, die nur ein Hund/Tier auslösen kann. Oder auch bei psychisch Kranken, denen Gismo neue Struktur verschafft, ein anderes Körpergefühl, damit sie sich besser wahrnehmen können oder Gismo gar ihr Verhalten spiegelt.

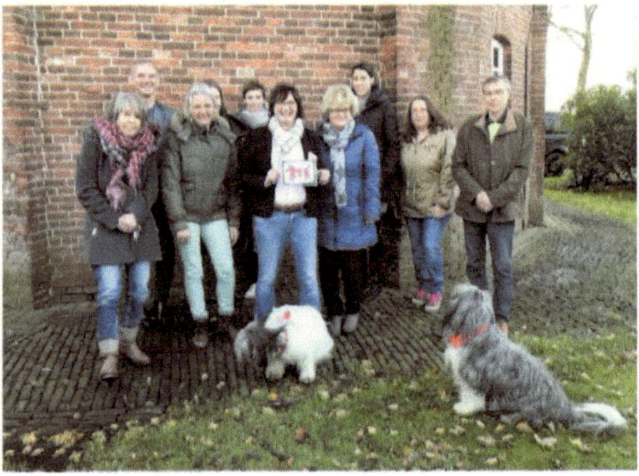

7

In Zukunft

Herzlichen Glückwunsch! Jetzt sind Sie bereits voll dabei, Ihre Idee in die Tat umzusetzen. Sie lassen Ihren Traum real werden. Ihre Idee fand bereits großen Anklang und Sie haben kompetente Partner an Ihrer Seite, die Sie unterstützen. Das Konzept für Ihr Projekt steht und Sie haben viel zu tun. Genauso haben Sie es sich gewünscht. Doch bei der Arbeit kommen Ihnen wieder neue Ideen in den Kopf. Verwerfen Sie sie nicht gleich. Überlegen Sie, wie Sie sie in Ihre Arbeit miteinbauen können.

Wenn Sie bereits einen eingetragenen Verein gegründet haben, überlegen Sie, ob die neue Idee auch in Ihre Vereinssatzung passt. Teilen Sie Ihren Kollegen Ihre Ideen mit und besprechen Sie sie mit ihnen. Alles ist möglich – Sie müssen es nur wollen.

Beispiel: Aussichten für KiDeTi e.V.

Als die Idee zum KiDeTi-Projekt entstand, wünschten sich alle Teilnehmer, ein Konzept zu entwickeln, das Themen wie Aufklärung zum Krankheitsbild Demenz, Förderung der sozialen Kompetenzen, Vermittlung von Kenntnissen über den Hund sowie Gefahrenprävention beinhalten würde. Bereits bei der Durchführung des Pilotprojekts stellten wir fest, dass KiDeTi noch viel mehr beinhalten kann. So wurde z. B. der Besuch der Hundetrainerin kurzfristig miteingebaut und sehr gut von den Kindern angenommen. Hier entstand dann die Idee, auch weitere Berufe um das Projekt Kinder-Demenz und Tiere vorzustellen. Mit den bescheidenen Aussichten unserer Gesundheitspolitik, sich in einigen Jahren wegen des Mangels an Pflegekräften zukünftig im Alter von Pflegerobotern betreuen zu lassen, kam dann außerdem die Idee auf, Pflegeberufe mal von einer anderen Seite zu beleuchten und den Kindern näherzubringen. Denn es gibt tatsächlich auch Pflegekräfte, die ihren Beruf lieben und ihn gerne ausüben.

Das soll natürlich nichts beschönigen, denn uns ist auch die Unterbezahlung oder Überlastung der Kollegen in einigen Einrichtungen bekannt. Aber wir wollen den aktuellen Fokus, der zurzeit vorwiegend auf negativen Aspekten in diesem Berufsbild liegt, etwas mehr auf die positiven Seiten legen. Denn die gibt es tatsächlich auch. Und es gibt viele Pflegekräfte, die ihren Beruf immer noch lieben und ihn gerne ausüben. Berufe wie Hundetrainer oder Tierarzt gehören natürlich auch zu KiDeTi.

Aber wissen die Kinder eigentlich wie und warum ein Lehrer überhaupt ein Lehrer geworden ist? Wenn ich meine Enkelchen frage, ob sie wissen, wie ein Lehrer überhaupt arbeitet – dann kommt erstmal Schulterzucken und dann kommt: „Die schreiben Arbeiten mit uns“ oder „sie geben Hausaufgaben auf“. Unsere Enkeltochter Emmi ist sehr schlau, sie meinte, dass die Lehrer den Kindern „was beibringen“. Stimmt ja auch. Ein Lehrer ist ein Lehrer, basta! Er war schon immer Lehrer und wird es immer bleiben! Aber dass da auch ein Mensch dahintersteckt, wie vielleicht die eigene Mama oder der Papa, das sehen die wenigsten. Berufe wie Ergotherapeutin oder Logopädin können auch spannend für die Kinder werden. Auch hier kann ich mir eine unterhaltsame und lehrreiche Stunde mit den Therapeuten und den Kindern sehr gut vorstellen. Und Kinder im Alter zwischen 10 und 15 Jahren sind bereit für solche Informationen. Mit der Vorstellung der Berufe können wir eine Menge an Aufklärungsarbeit im Projekt KiDeTi leisten und eventuell bei der Berufsorientierung der etwas älteren Kinder helfen.

Aber auch für die Senioren gibt es großartige Ziele. Zurzeit ist in den Medien das Thema „Isolation im Alter" in aller Munde. Im Alltag der Altenheime ist es sicherlich schon viel länger ein Thema. Ich selbst habe grauenhafte Begebenheiten aus meiner Arbeit in Erinnerung. Ein besonders tragisches Erlebnis wird mir immer in Erinnerung bleiben: Eines Tages kam ich mit meiner Hündin Kimi ins Altenheim zum tiergestützten Einsatz. Der diensthabende Ergotherapeut bat mich, die neue Bewohnerin Frau S. zu besuchen. Sie weine ständig und hege Suizidgedanken und denke an Flucht aus dem Heim. Ich solle bitte schauen, ob ich sie etwas beruhigen könnte. Mit Kimi an meiner Seite kam ich in das Zimmer von Frau S., und sah eine zutiefst traurige Dame im Rollstuhl sitzen. Kimi begrüßte sie gleich auf ihre eigene Art, indem sie der Dame ihren Kopf aufs Bein legte. Das wurde von Frau S. freudig angenommen und wir kamen ins Gespräch. Darin berichtete sie mir, dass sie ja erst seit gestern in der Einrichtung wäre. Vorher hätten ihre Kinder sie von daheim abgeholt, mit der Nachricht, dass sie gemeinsam mit ihr in den Urlaub fahren würden. Aber es ging nicht in den Urlaub, sondern sie fuhren ihre Mutter ins Heim. Der Hund der Dame, ein Dackel-Mix, musste daheimbleiben. Während Frau S. mir von ihrem Schicksal berichtete, spürte ich, wie es mir die Kehle zuschnürte. An dieser Stelle war auch ich froh, Kimi an meiner Seite zu haben. Tatsächlich schaffte es Kimi, die Tränen der Dame (zumindest vorübergehend) zu trocknen, indem sie Frau S. das Heim mit seinem Bewohnergarten und dem Park zeigte. Die Kinder von Frau S. besuchten ihre Mutter natürlich nicht. Ich hoffte, dass sie zumindest ein schlechtes Gewissen hatten, aber die Pflegekräfte berichteten mir später, dass bei den anfänglichen Besuchen das ständige Weinen ihrer Mutter „genervt habe", und so wurden die Besuche dann vollständig eingestellt. Leider ist das kein Einzelfall, wie mir die Pflegekräfte aus dem Heim später berichteten.

Um jetzt wieder zu unserem Ziel für die Senioren zu kommen: Ich kann mir sehr gut vorstellen, dass mit diesen Projekten für die Senioren erfüllte Stunden, Freundschaften oder sogar Patenschaften mit den Kindern entstehen können. Und die Kinder sind daran tatsächlich interessiert, denn der einzige Kritikpunkt in der nach dem Pilotprojekt durchgeführten anonymen Befragung war, dass sie zu wenig Kontakt zu den Senioren hatten. Ich denke, dass es in den KiDeTi-Projekten noch unglaublich viel Gestaltungsraum dazu geben wird.

Nach der Gründung des KiDeTi e. V. lernte ich auf einem Seminar, das ich mit einer Hundetrainerin hielt, eine Kollegin kennen, die ebenfalls tiergestützt mit ihren zwei Hunden in einer Einrichtung für körperlich und geistig behinderte Menschen arbeitet. Sie selber ist von Beruf Ergotherapeutin. Als sie von unserem Verein erfuhr, war sie total begeistert von dem Konzept und unterstützt mich seitdem mit ganzem Herzen.

In den vielen Gesprächen, die wir gemeinsam führten, kam uns die Idee, eventuell auch mit geistig behinderten Menschen, Schulkindern und Therapiebegleithunden einen sogenannten KiDeTi-Zögling zu konzipieren: KiDoTi – Kinder/Down Syndrom/Tiere. Ich finde, das ist eine wundervolle Idee, die unbedingt weiterverfolgt werden muss, und auch bereits als Pilotprojekt in Planung ist. Da die Kollegin ja selbst in diesem Bereich tätig ist, wurde die Idee sogleich an die Einrichtungsleitung herangetragen, und es wird nun versucht, sie umzusetzen.

Auch in der Arbeit mit verhaltensauffälligen Kindern kann ich mir KiDeTi oder auch KiDoTi sehr gut vorstellen. Die Ziele für die Kinder sind hier fast selbsterklärend: Schaffung von Akzeptanz, Respekt und Aufklärung.

Bei den bisherigen Projektteams, und auch bei den bereits für neue Projekte engagierten Teams, freuen wir uns sehr zu sehen, wie viel Herzblut in die KiDeTi-Projekte gesteckt wird. Es ist nicht nur ein „gewöhnlicher Einsatz“ im Auftrag von KiDeTi e. V., sondern es ist ein ganz besonderes Projekt mit dem man tatsächlich sehr viel auf ganz vielen verschiedenen Ebenen und Bereichen und mit sehr vielen Menschen unterschiedlicher Generationen erreichen kann.

Es macht mich unheimlich stolz, ein Teil von dieser großartigen Idee zu sein und mit diesen tollen Menschen zusammenarbeiten zu dürfen. Ich bin fest davon überzeugt, dass der Verein genau zur richtigen Zeit entstanden ist, um noch viel in unserer Gesellschaft zu erreichen.

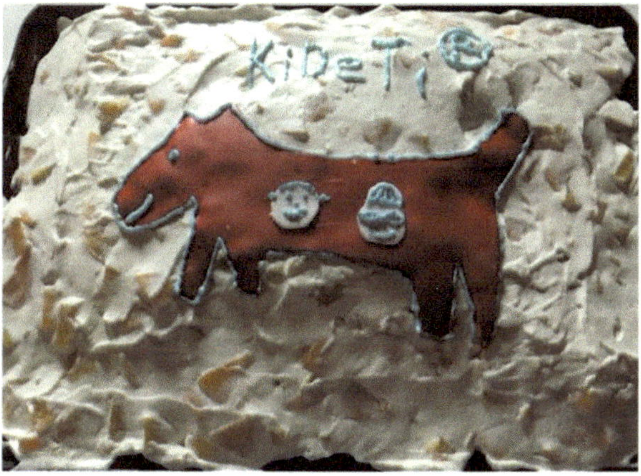
KiDeTi

Danksagung

Es fällt mir schwer, meinen Dank in Worte zu fassen. Nicht nur bei den vielen unglaublich lieben Menschen, die mich auf meinem Weg begleitet haben und an unsere Idee geglaubt haben, möchte ich mich bedanken, sondern auch bei meinen Hunden, die treu an meiner Seite sind, und von denen ich so viel lernen durfte.

Im Namen unseres Vereins KiDeTi e. V. möchte ich mich ganz besonders beim Verlag „Dogs and Jobs" bedanken, dass er den Verein am Verkauf des Buches finanziell beteiligen wird. Eine großartige Geste, ganz lieben Dank!

Ich danke meinem Mann Klaus, der mich immer unterstützt hat bei meiner Arbeit, der an meine Idee geglaubt hat und unendlich viel Geduld mit mir hatte. Er musste sich so manches Mal meine unendlichen Ideen zum wiederholten Mal anhören, aber er hat es gut gemeistert.

Meine Kinder Jana, Christin, Susanne und Frank konnten zu Beginn kaum glauben, was ich mir da vorgenommen hatte. Aber sie alle haben mich immer wieder aufgerichtet, wenn ich kurz vor dem Aufgeben war, und haben unser Projekt mit ganzem Herzen unterstützt. Christin ist sogar Gründungsmitglied in unserem Verein geworden. Nicht immer war es einfach für sie, wenn ich, obwohl wir uns wegen den weiten Entfernungen wenig sahen, nur kurz mit ihnen telefoniert habe oder die Besuche nur kurz ausfielen, weil ich arbeiten musste. Ich bin sehr stolz auf so eine tolle Familie!

Aber ich möchte mich auch bei der Lektorin des Verlags „Dogs and Jobs", Frau Eliana Fischer, bedanken. Sie hat die Veröffentlichung von diesem Buch überhaupt erst möglich gemacht. Die Zusammenarbeit mit ihr hat mir viel Spaß gemacht und war sehr angenehm. Vielen Dank, Frau Fischer, auch für unsere manchmal netten Korrespondenzen und Ihre Geduld.

Ein großes Dankeschön an die Demenzklinik Katharinenhof „Am Dorfanger" in Fredersdorf und die Grundschule „Am Schwanenteich" in Neuenhagen bei Berlin, welche die Umsetzung des Projektes überhaupt erst möglich gemacht und es mit ganzem Herzen unterstützt haben.

Auch bei allen Mitautoren in diesem Buch möchte ich mich herzlich bedanken. Sie haben ihre private Freizeit geopfert, um dieses Buch auszufüllen. Sie glauben an KiDeTi, und deswegen bin ich ihnen unendlich dankbar.

Ich danke auch meinem Ausbildungsinstitut MITTT in Rheine mit seinen Ausbildern, die mir den richtigen Weg in die tiergestützte Therapie aufgezeigt haben.

Einen ganz lieben Dank an die Juristen Peter Henke und Dagmar Hövelsmanns, die mich bei der Gründung des Vereins immens unterstützt haben und zu denen eine tiefe Freundschaft entstanden ist.

Auch an meine Hundetrainerin Sarah Tappe von der Hundeschule „Terrific paws" hier in Ostfriesland, die an KiDeTi geglaubt und mir geholfen hat, ein wichtiges Netzwerk aufzubauen, einen ganz lieben, dicken Dank.

Allen, die an uns geglaubt haben und noch glauben, danke ich von ganzem Herzen für ihr Vertrauen und freue mich, so tolle Menschen an meiner Seite zu haben.

Ich bin fest überzeugt: KiDeTi ist ein wundervolles, großartiges, zukunftsträchtiges Projekt!

Über die Autorin

Bärbel Hommel, geboren im Jahr 1961 in Mecklenburg-Vorpommern, war als examinierte Krankenschwester und psychologisch-technische Assistentin bis 2012 bei der Bundeswehr tätig.

Seitdem widmet sie sich ihrer schon immer bestehenden Leidenschaft: der Arbeit mit Hunden sowie mit alten und pflegebedürftigen Menschen. In Hessen, Brandenburg und seit 2017 auch in Ostfriesland ist sie als Mitglied des Vereins Tiere helfen Menschen e. V. mit ihrem „Thera-PON-Team“ in der Betreuung von Senioren und Demenzpatienten ehrenamtlich tätig.

Ihr besonderes Interesse gilt auch Kindern und Jugendlichen, denen sie mit ihren drei – von ihr selbst ausgebildeten – Therapiebegleithunden nicht nur den richtigen Umgang mit Tieren näherbringt, sondern auch soziale Kompetenz vermittelt.

Der von ihr 2017 gegründete Verein „Kinder-Demenz und Tiere (KiDeTi e. V.)“ ist das Ergebnis langjähriger Arbeit und Erfahrung mit jungen und alten Menschen, die durch besonders ausgebildete Hunde unterstützt werden.

Bärbel Hommel hat vier Kinder, ist verheiratet und lebt heute mit ihrem Mann und derzeit fünf Hunden in der Nähe von Aurich in Ostfriesland.

Quellenverzeichnis

Kapitel 3:

Deutsche Alzheimer Gesellschaft e.V.- „Demenz - was ist das" Ratgeber für Angehörige und Profis

Kapitel 4.:

http://www.stangl.eu/psychologie/entwicklung/Kognitive-Entwicklung.shtml

- Verwendete Literatur: Mietzel, Gerd (2002). Wege in die Entwicklungspsychologie. Kindheit und Jugend. Weinheim: Beltz PVU Montada, Leo (2002). Die geistige Entwicklung aus der Sicht Jean Piagets. In R. Oerter, L. Montada (Hrsg.), Entwicklungspsychologie (S. 418 – 442). Weinheim: Beltz Schneider, Wolfgang & Büttner, Gerhard (2002). Entwicklung des Gedächtnisses bei Kindern und Jugendlichen. In R. Oerter & L. Montada (Hrsg.), Entwicklungspsychologie (S. 495 – 516). Weinheim: Beltz Stangl, Werner (2006). Arbeitsblätter für die Kognitive Entwicklung.

Online im Internet: Link (06-11-26) (Stangl, 2017).

Stangl, W. (2017). Kognitive Entwicklung von Jugendlichen
http://www.stangl.eu/psychologie/entwicklung/Kognitive-Entwicklung.shtml (2017-12-07).

Kapitel 5:

Wohlfarth/ Mutschler „Praxis der hundegestützten Therapie“ Grundlagen und Anwendung S. 30.
Wohlfarth/ Mutschler „Praxis der hundegestützten Therapie“ Grundlagen und Anwendungen S. 145.

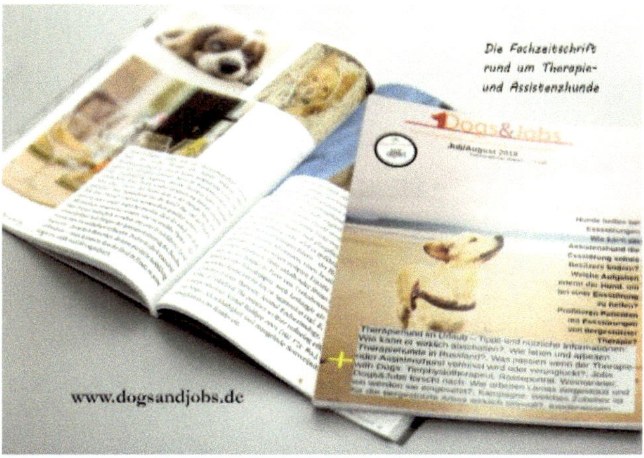
Die Fachzeitschrift
rund um Therapie-
und Assistenzhunde
Dogs&Jobs
www.dogsandjobs.de

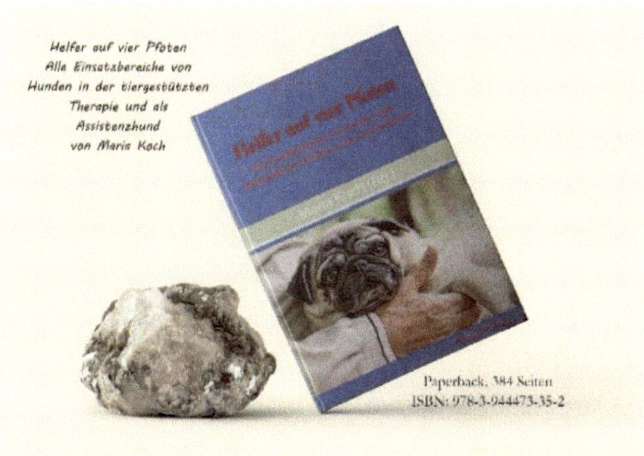
Helfer auf vier Pfoten
Alle Einsatzbereiche von
Hunden in der tiergestützten
Therapie und als
Assistenzhund
von Maria Koch
Paperback, 384 Seiten
ISBN: 978-3-944473-35-2